Docteur E. OSTROVSKY

LAURÉAT DE LA FACULTÉ DE PARIS
MÉDECIN CONSULTANT A MENTON

DU TRAITEMENT DE LA PHTISIE PULMONAIRE PAR LE SÉRUM ANTISTREPTOCOCCIQUE DE MENZER

PARIS
G. STEINHEIL, ÉDITEUR
2, RUE CASIMIR-DELAVIGNE, 2

1903

DU TRAITEMENT

DE LA

PHTISIE PULMONAIRE

PAR LE

SÉRUM ANTISTREPTOCOCCIQUE DE MENZER

DU TRAITEMENT

DE LA

PHTISIE PULMONAIRE

PAR LE

SÉRUM ANTISTREPTOCOCCIQUE DE MENZER

PAR

Le Docteur E. OSTROVSKY

LAURÉAT DE LA FACULTÉ DE PARIS
MÉDECIN CONSULTANT A MENTON

PARIS
G. STEINHEIL, ÉDITEUR
2, RUE CASIMIR-DELAVIGNE, 2

1903

AVANT-PROPOS

Grâce à l'obligeance de M. le professeur Senator, j'ai pu faire une connaissance approfondie de l'emploi du sérum antistreptococcique de Menzer dans le traitement de la phtisie pulmonaire ; j'ai examiné plusieurs malades au cours du traitement, j'ai pu apprécier les avantages et les contre-indications de cette nouvelle médication ; je me permets maintenant, avec le consentement de l'auteur, de présenter au public médical l'étude complète sur cette question de haute humanité.

Avec un véritable plaisir je saisis l'occasion pour témoigner ma reconnaissance à mon excellent confrère et ami, M. le docteur Menzer, chef de la troisième clinique médicale de Berlin ; le docteur Menzer a mis, avec une complaisance infinie, à ma disposition tous les documents qui pouvaient m'être utiles, il a bien voulu m'aider de ses conseils bienveillants et éclairés. Qu'il reçoive ici l'expression de toute ma gratitude.

J'adresse tous mes remerciements à mes excellents confrères, MM. les docteurs Lindner et Hollman, internes de l'hôpital de la Charité, à Berlin, pour le dévoué concours qu'ils m'ont prêté dans la rédaction des observations de 24 malades traitées à la clinique par le sérum antistreptococcique.

Menton, octobre 1903.

CHAPITRE PREMIER

Du rôle du streptocoque et de l'infection mixte dans la genèse des lésions tuberculeuses et de leur influence sur la marche de la tuberculose pulmonaire, dans toutes les périodes de la maladie.

L'étude de l'infection mixte et des associations microbiennes, dans la tuberculose pulmonaire, doit jouer un très grand rôle pour le clinicien qui voudrait employer les armes puissantes que l'arsenal thérapeutique moderne lui présente sous forme de produits spécifiques.

Dans ces dernières années, après la célèbre découverte de la tuberculine, par le Pr Koch, nous avons assisté à l'éclosion de plusieurs nouveaux remèdes pour combattre la phtisie pulmonaire, et toutes ces substances avaient pour base les produits de culture du bacille tuberculeux.

Je ferai remarquer que tous ces remèdes, qu'ils s'adressent à l'infection tuberculeuse ou à l'intoxication tuberculineuse, sont des produits monospécifiques, puisqu'ils ne tiennent aucun compte d'autres microorganismes qu'on rencontre constamment dans la phtisie pulmonaire. Et pourtant, le professeur Koch fut un des premiers à déclarer que si son bacille produit le tubercule, il ne fait pas des phtisiques ; le tuberculeux devient phtisique seulement pour cette raison que le bacille de la tuberculose ouvre la porte à d'autres microorganismes, à l'action desquels il faut attribuer la fonte purulente des masses tuberculeuses, la formation des lésions ulcéreuses, des cavernes, etc.

Grancher se prononce dans le même sens : « De ce que, dit-il le bacille tuberculeux a pénétré dans un poumon, il ne s'ensuit pas que d'autres germes ne puissent y pénétrer à leur tour ; on trouve presque toujours dans le poumon des phtisiques à côté du bacille spécifique d'autres organismes pathogènes, il s'agit là du processus mixte pouvant modifier la marche de la tuberculose pulmonaire. »

Ziegler est aussi catégorique sur cette question que Koch. Il s'exprime ainsi dans son *Traité d'anatomie pathologique :* « Ce qu'il faut noter expressément dans la tuberculose, c'est que le bacille tuberculeux n'est pas tout dans cette maladie, mais qu'à côté de lui il faut prendre en grande considération la fréquence des associations microbiennes et des infections secondaires. Là est tout le pronostic de la tuberculose, et ce qui en fait la gravité dans la plupart des cas. »

Landouzy, dans son rapport sur la sérothérapie dans la tuberculose pulmonaire fait la remarque suivante : « On devrait s'attaquer à la tuberculose dès que la germination des premières granulations modifie la perméabilité du parenchyme pulmonaire, avant que ces granulations, autant par action de contact que par action spécifique, aient sollicité toute la série de désordres à la faveur desquels — pour peu que des associations microbiennes se mettent de la partie — la phtisie entre en scène »

D'après Strümpell, les poussées inflammatoires qui s'observent autour des foyers tuberculeux ramollis sont le fait, non du bacille de la tuberculose, mais des microorganismes pathogènes contenus dans les cavernes ; ces processus phlegmasiques communs seraient la principale cause de la fièvre des phtisiques dans la pathogénie de laquelle il faut aussi faire jouer un certain rôle à la résorption des produits solubles, putrides et septiques amassés dans les cavernes.

Maragliano soutient la même théorie. Pour lui, l'ensemble des symptômes qui caractérisent la période ulcéreuse de la phtisie pulmonaire, la fièvre hectique, l'amaigrissement, les sueurs, dériveraient non pas de l'action du bacille de la tuberculose et de ces toxines, de mais l'intervention des microorganismes étrangers, surtout des germes de la suppuration que l'on rencontre dans les cavernes et dans l'expectoration ; il s'agirait dans ces cas : « d'une nouvelle maladie, une infection purulente transformant la tuberculose en phtisie, en septicémie chronique ».

Plus récemment (Congrès de Bordeaux 1895), ce savant a exprimé la même opinion : « L'association des diplocoques et des streptocoques retarde ou paralyse même l'efficacité du traitement. On comprend que tout dépendra du nombre et de la virulence des microorganismes pathogènes associés. »

Czaplewsky dit : « Les accès éclatent d'une façon soudaine chez certains phtisiques habituellement apyrétiques qui présentent en même temps une expectoration abondante, pauvre en bacilles tuberculeux, mais contenant une grande quantité de microbes étrangers. »

De fait, l'examen des crachats d'un phtisique et surtout le contenu des cavernes montrent une symbiose microbienne très variée : bacille de Koch, streptocoque, staphylocoque, tétragène, pneumocoque, proteus mirabilis, fluorescens, putridus, sarcines, zooglés, etc. (Vignal, Koch et autres).

En 1893, au Congrès de la tuberculose, R. Pfeiffer a fait une communication sur l'infection mixte, et il s'est exprimé de la manière suivante : « La tuberculose pulmonaire reste peu de temps sans être compliquée : d'une façon générale, d'autres microbes pathogènes s'associent au bacille de Koch ; de ces infections mixtes s'ensuit la maladie qu'on appelle dans la clinique la phtisie. Tout spécialement on doit attribuer à leur action la fièvre hectique qui accompagne habituellement la phtisie pulmonaire. »

Ainsi, après les innombrables recherches de MM. Thérèse, Pasquale, Evans, Tschistowitsch, Mosny, Patella, Schabad, Jakowsky, Petruschky et autres, l'importance de l'infection mixte et des infections secondaires, de même que leur rôle dans la fièvre hectique est diversement appréciée jusqu'à présent par les différents cliniciens ; l'accord complet sur leur pathogénie ne s'est pas fait, mais leur existence dans la tuberculose pulmonaire est admise par tout le monde. Cette question de pathogénie a suscité un grand nombre de travaux qui ont divisé les auteurs en deux camps contraires ; les uns attribuaient la fièvre hectique au passage des microbes et spécialement du streptocoque dans le sang et à sa présence dans les tissus du phtisique, arrivé au dernier degré de la maladie ; les autres incriminaient les produits solubles du streptocoque et des pyogènes.

Les auteurs suivants ont signalé la présence des micro-organismes, entre autres du streptocoque, dans le sang et les tissus du tuberculeux arrivé à la dernière période de la maladie... Koch, Holst, Watson Cheyne, Babès, Huguenin, Jacowsky (8 fois sur 9 malades), Petruschky, Hirschlaft, P. Teissier.

D'autre part, Straus n'a pu déceler la présence des pyogènes dans le sang de 13 tuberculeux en état d'hecticité, même par une technique perfectionnée.

Hewelcke, Beco donnent aussi des résultats négatifs. Les recherches de Waquez sur 17 tuberculeux sont négatives et confirment celles de Straus.

Vedel rapporte dans sa thèse les observations de 6 phtisiques à la dernière période, dont il ensemença le sang; mais les résultats furent partout négatifs.

Le professeur Leyden n'admet pas que l'on attribue exclusivement aux microorganismes secondaires la faculté de déterminer de la fièvre, car le bacille de Koch est incontestablement un agent pyrétogène, ce qui se passe dans la granulie le prouve assez.

Straus ne nie pas la possibilité du passage de microorganismes dans la circulation générale, au cours de la phtisie pulmonaire, mais croit que quand l'examen bactériologique révèle la présence dans le sang du streptocoque, staphylocoque et du pneumocoque, il s'agit ordinairement d'infections extrêmement graves, de pneumonie mortelle, etc., à issue fatale, imminente.

Je dois mentionner les conclusions générales auxquelles est arrivé Chrétien en se basant sur ses recherches expérimentales sur la toxicité des crachats et des urines dans la tuberculose.

Il dit : « Dans la tuberculose à toutes les périodes de son évolution, la fièvre est fonction d'intoxication.

A la première période, la tuberculine *semble* entrer seule en jeu (quelques auteurs persistent encore à considérer la fièvre du début aussi bien que celle de la fin de la tuberculose, comme une fonction d'associations microbiennes) ; à la période d'hecticité, au contraire, il s'agit d'une intoxication complexe à laquelle prennent part : 1° les produits microbiens complexes (intoxication exogène) ; 2° les matières extractives (intoxication endogène).

Les microorganismes déterminent un état infectieux comparable à la septicémie streptococcique, non par leur pénétration dans le courant sanguin, mais ils agissent par l'intermédiaire de leurs toxines.

Mangin-Bocquet a fait des expériences fort intéressantes sur la pathogénie de la fièvre hectique et il arrive aux mêmes conclusions que l'auteur précédent, qui a employé une technique différente de la sienne.

Je transcris les conclusions de Mangin-Bocquet :

1° La fièvre dans la tuberculose paraît être le résultat d'infections multiples de l'organisme ;

2° Cette fièvre n'est pas une septicémie : examen du sang négatif, culture négative, examen des organes négatif ;

3° Il semble que si les microbes (streptocoque, staphylocoque et autres) agissent, ce soit plutôt par leurs toxines, et, dans ce cas-là, la température serait plutôt à grandes oscillations ; au contraire, la fièvre des tuberculeux, qui résulterait de la tuberculine, serait plutôt à rémissions très légères.

Je reviendrai encore aux données fournies par la médecine expérimentale ; à présent, pour clore cette revue sur l'importance clinique des associations microbiennes dans la phtisie pulmonaire, je veux faire une citation de Roger, qui attribue à ces divers agents un double effet, local et général.

Localement ils s'attaquent au parenchyme pulmonaire, dont la maladie a diminué la résistance ; mais leur action générale n'est pas moins considérable ; c'est à leurs produits de sécrétion qu'il faut attribuer les symptômes graves qu'on observe, particulièrement les phénomènes de septicité et de fièvre hectique.

Passons maintenant à l'étude de l'infection mixte dans la genèse des lésions tuberculeuses. Ortner, qui a étudié spécialement cette question, conclut à la fin de son travail : « Dans les poumons attaqués par la tuberculose, il faut différencier les deux processus différents : la formation de tubercules et les processus pneumoniques ; les deux se différencient entre eux histologiquement, puisque les processus pneumoniques qui se rencontrent très souvent dans la tuberculose pulmonaire sont les produits de l'activité du pneumocoque, tandis que les tubercules se forment sous l'influence du bacille de Koch. » Quant à la localisation du pneumocoque, Ortner l'a rencontré constamment dans les alvéoles remplis de l'exsudat cellulaire, cellulo-fibrineux.

Ces alvéoles étaient situés loin de nodules tuberculeux ou de foyers caséeux, rarement ils étaient à côté d'eux.

Quant au bacille de Koch, on le trouve toujours dans les tissus modifiés par les processus pathologiques, qui en même temps présentaient pendant l'examen histologique des tissus tuberculeux (dégénérescence caséeuse). — Au contraire, on ne trouvait jamais le bacille de Koch en très grande quantité dans les foyers pneumoniques, qui pourtant devraient le contenir en plus grande quantité si l'exsudat était le produit de leur activité.

Aux mêmes conclusions sont arrivés Damaschino, Spengler, Babès, Cornet, Queyrat, Pétruschky et plusieurs autres savants. M. Menzer, en se basant sur les recherches personnelles, confirme que dans les foyers inflammatoires récents on trouve de préférence les diplocoques ; le bacille de Koch se trouve en plus grande quantité ordinairement dans les granulations tuberculeuses ou dans les vieux foyers caséeux.

D'ailleurs toutes ces constatations ne contestent pas au bacille tuberculeux lui-même de provoquer de processus pneumoniques et des exsudats fibrineux, comme le professeur Orth l'a fréquemment remarqué.

On sait qu'à part le bacille de Koch, les microbes suivants interviennent dans la production du processus broncho-pneumonique qui accompagne toujours les poussées granuliques, dans l'ordre de fréquence : le pneumocoque de Talamon-Fränkel ; le streptocoque, qui prend ordinairement la forme de diplocoque dans les lésions pneumoniques (streptococcus {Weichselbaum, Ortner), le pneumo-bacille de Friedländer, les staphylocoques, etc.

Dans le même ordre d'idées, nous pourrons citer encore les recherches de Mosny, qui, dans le cours de bronchopneumonies survenant dans le cours de la tuberculose, a trouvé le streptocoque et le staphylocoque.

Duflocq, Ménétrier, Marfan, Baumler confirment les mêmes résultats.

Babès est d'avis que presque toutes les complications de la tuberculose pulmonaire sont produites par d'autres microorganismes que le bacille de Koch, dont l'accroissement et la virulence sont favorisés par eux.

Nous savons qu'ils sont nombreux les microorganismes qui s'associent au bacille tuberculeux. Vignal en a compté jusqu'à 17 espèces différentes; Morax et Launois ont isolé également de cavernes tuberculeuses par ordre de fréquence: le bacille de Koch, le streptocoque pyogène, le staphylocoque, le pneumocoque, le pneumo-bacille, le bacille pyocyanique, le tétragène, des proteus, des aspergillus, des sarcines, des leptothrix.

En se basant sur tous ces travaux, l'importance de l'infection mixte dans la tuberculose pulmonaire est hors de toute critique.

Nous voulons encore démontrer ce fait que, parmi les nombreuses espèces microbiennes qui compliquent le processus tuberculeux, on doit attribuer le rôle principal au streptocoque, et pas seulement dans la fièvre hectique, mais dès le début de la maladie.

Pour étayer cette proposition, je veux exposer les recherches cliniques, effectuées sous l'instigation de Koch, par Kitasato, Spengler, Petruschky, pour déterminer l'origine des agents de l'infection secondaire.

Kitasato recueillait les crachats des tuberculeux au moment de leur émission, les soumettait au lavage à plusieurs reprises dans de l'eau stérilisée pour les débarrasser de tout mélange de salive et des mucosités bronchiques, et alors il constata que parfois ces crachats ne contenaient que le bacille de Koch à l'état de pureté, plus souvent ils renfermaient à côté de bacilles tuberculeux d'autres microbes, surtout des streptocoques, ce qui a été confirmé ensuite par Cornet, Petruschky, Spengler et plusieurs autres savants.

Petruschky a trouvé en outre dans les crachats le bacille de l'influenza, le staphylocoque, le pneumocoque, mais il considère l'infection streptoccocique comme la plus habituelle des complications de la tuberculose pulmonaire. Frappé par ce fait que malgré la grande ressemblance de la fièvre hectique avec l'infection produite par les agents pyogènes, en particulier par le streptocoque, dont elle a les ascensions vespérales brusques avec défervescence matinale, cette fièvre n'a pas ni l'acuité, ni la violence de l'infection septicémique, Petruschky trouve l'explication de cette particularité dans la faible virulence des streptocoques trouvés sur les ptisiques, en comparaison avec les effets intenses que provoquent ces microorganismes quand ils proviennent de l'érysipèle ou de l'infection purulente. Schabad a fait déjà cette remarque et il a voulu même différencier, d'après ces propriétés biologiques, le streptocoque des muqueuses bronchiques du streptocoque pyogène, qui lui est semblable morphologiquement.

Le docteur Menzer a pu constater plus d'une fois en colorant les crachats lavés la présence du bacille de Koch et d'autres bactéries, dont la culture sur les milieux nutritifs ne réussit plus. Ainsi, dans l'expectoration se produit normalement une certaine atténuation de la virulence des microorganismes et surtout des bactéries moins résistantes, comme, au contraire, on peut constater également l'exaltation de leurs propriétés sous l'influence de certains facteurs.

Enfin, tout dernièrement, Spengler a fait un grand nombre d'examens de crachats de tuberculeux à différentes périodes de la maladie et présentant des formes diverses de l'infection tuberculeuse. Spengler a eu recours à une technique spéciale (digestion des crachats au moyen de la pancréatine glycérinée à l'étuve et lavages successifs dans le bouillon stérilisé après dissociation, ensemencement de la partie centrale du crachat sur agar), et il est arrivé aux conclusions suivantes : 1° les infections secondaires sont extrêmement fréquentes au cours de la phtisie, il n'y a qu'un petit nombre de cas de cette maladie qui en soient indemnes ; 2° l'infection streptococcique est de beaucoup la plus fréquente et en même temps la plus grave ; après l'infection streptococcique, dans l'ordre décroissant, il faut placer les infections par le diplocoque de Talamon-Fränkel, par le tétragène, par le staphylocoque et, enfin, cas très rare, par le bacille de l'influenza de Pfeiffer.

Les infections se présentent tantôt sous une forme active fébrile, tantôt sous une forme passive, où la fièvre fait défaut.

Si, avec un petit nombre de cultures de streptocoques, la fièvre persiste, on peut affirmer que celle-ci est liée exclusivement au développement des lésions tuberculeuses ; d'un autre côté, si on trouve beaucoup de streptocoques, alors que la fièvre fait défaut, il faut avoir soin de bien laver le crachat avant de l'examiner, car peut-être alors les micro-organismes proviennent des voies respiratoires supérieures ou de la cavité bucco-pharyngée.

D'après Spengler, qui est d'accord avec le professeur Koch, ces recherches minutieuses ont une grande importance pratique, puisque la tuberculose pulmonaire est surtout justiciable du traitement par les climats (Davos-Riviera), quand elle se complique d'infections secondaires, car celles-ci s'éteignent sous cette influence salutaire, tandis que la tuberculose reste souvent peu modifiée; par contre, le traitement spécifique de la phtisie est sans résultats, dangereux même, quand la maladie se complique de ces infections diverses; tandis que le traitement est utile quand il s'agit d'une tuberculose évoluant sans aucune complication microbienne.

On peut se demander à quel moment l'infection mixte se surajoute à la tuberculose pulmonaire; exerce-t-elle son activité dans le premier degré et quel effet elle produit sur la marche ultérieure de la maladie.

La clinique nous apprend que souvent la tuberculose pulmonaire commence par les catarrhes réitérés des voies aériennes supérieures, et si on examine en ce moment l'expectoration des malades, on y trouve de nombreux cocci, pour la plupart des diplocoques, et très souvent, au contraire, on ne rencontre pas du tout le bacille de Koch ou rarement et en très petite quantité.

Cette difficulté de trouver le bacille de Koch au début de la phtisie est connue de tous les médecins qui soignent spécialement les maladies de poitrine.

Ainsi, le docteur Bandelier donne les chiffres suivants pour le sanatorium de Cottbus :

Chez les tuberculeux à la première période de la maladie, on a trouvé le bacille de Koch :

Chez	393	malades dans	. . . .	25,4 p. 100
—	127	—	. . . .	9,4 —
—	58	—	. . . .	4,8 —

La moyenne se rapproche de 13,5 p. 100, trouvée par Turban.

De ces chiffres on peut tirer la conclusion que les catarrhes primitifs, qui se rencontrent dans les formes initiales de la tuberculose pulmonaire, ne sont pas provoqués par le bacille de Koch, mais comme la plupart des catarrhes du nez, du pharynx, de la gorge, les angines et bronchites, complications habituelles de la phtisie pulmonaire, naissent sous l'influence d'autres microorganismes, parmi lesquels le streptocoque joue le rôle principal.

Il est important à savoir que même au début l'infection mixte joue un rôle important dans la marche de la tuberculose pulmonaire et que ces catarrhes initiaux des tuberculeux, sans être spécifiques, ne peuvent être comptés comme indifférents pour eux.

Pour matérialiser le rôle du streptocoque dans l'infection mixte, je veux donner quelques chiffres qui démontreront sa fréquence relative en comparaison avec les autres microorganismes qui s'associent au bacille de Koch.

L'hôte habituel de l'homme à l'état normal, le streptocoque, se trouve quelquefois dans la bouche, dans le nasopharynx, dans les grosses bronches, mais dans les états pathologiques, sous l'influence de facteurs occasionnels, comme refroidissement, surmenage, infection surajoutée, etc., il se multiplie et acquiert une virulence considérable.

MM. Moeller et Rappoport, qui ont pratiqué l'examen bactériologique des cavités naso-pharyngiennes chez les tuberculeux, ont constaté sur 26 observations dans 13 cas (50 p. 100) la présence du streptocoque pur ou associé à d'autres microorganismes, parmi lesquels une grande quantité de diplocoques.

Je dois remarquer ici que ce diplocoque n'est pas le pneumocoque de Talamon-Fränkel, mais un microorganisme indéterminé qui se rencontre très souvent dans le mucus des voies aériennes supérieures et auquel on attribue quelquefois le rôle pathogène dans le coryza aigu.

Je suis tout disposé à voir dans ce diplocoque une des formes d'involution du streptocoque vulgaire. Dans les processus bronchopneumoniques, le streptocoque se présente souvent sous la forme de diplocoque (Weichselbaum, Ortner, Mosny).

Le docteur Claisse nous renseigne sur l'infection bronchique aiguë chez les enfants.

A l'état normal, les alvéoles pulmonaires ne contiennent pas de microbes, d'après les recherches de Straus, de Polguère; on trouve quelques espèces microbiennes dans les premières voies aériennes (von Besser).

A l'état pathologique, on trouve dans les mucosités des grosses bronches des microorganismes très variés; mais, à mesure qu'on se rapproche des fines ramifications, cette flore se simplifie et se réduit parfois à une seule variété microbienne : pneumocoque, quelquefois; streptocoque, plus souvent.

Dans les infections suraiguës, c'est le streptocoque qui semble jouer le rôle le plus important. Claisse écrit dans son travail ces lignes : « Le streptocoque est le seul microbe qui soit noté d'une façon constante dans mes observations, en culture pure ou associé à d'autres microorganismes. Il est doué d'une très grande virulence, il possède une grande puissance végétative, mais la perd rapidement (au bout de quelques jours, les réensemencements restent stériles).

Spengler et Menzer ont fait la même remarque.

Le streptocoque produit les lésions suivantes dans les bronches : prolifération de la couche de remplacement, disparition de cellules superficielles, destruction complète de l'épithélium, exsudation où on trouve des cellules dégénérées, des leucocytes et les agents de l'infection. Toutes ces lésions relèvent des processus nécrotique et congestif. Le streptocoque se localise souvent dans les ganglions du hile. Quelquefois, le streptocoque envahit même la charpente.

Plusieurs espèces microbiennes peuvent donner naissance à la bronchopneumonie humaine ; le tableau suivant donne leur fréquence relative, à l'état isolé, chez l'adulte (Netter).

Le pneumocoque.	38 fois p. 100	
Le streptocoque	30	—
Le bacille encapsulé.	23	—
Les staphylocoques	7	—

Ces différents microbes sont souvent associés ; le pneumocoque domine chez l'adulte ; le streptocoque chez l'enfant.

M. Mosny, à l'encontre de M. Netter, a supposé que les variétés anatomiques des bronchopneumonies sont en rapport avec le microbe qu'on y rencontre, streptocoque dans les formes lobulaires, pneumocoque dans les formes pseudolobaires.

Nous savons que plusieurs auteurs (Pasquale, Ménétrier

et Thiroloix et autres) ont relaté quelques cas de septicémie générale à la suite de tuberculose.

Ces faits trouvent leur confirmation dans les recherches du docteur Mau, qui démontrent la prédominance du streptocoque dans le sang des individus morts d'une septicémie quelconque.

Le docteur Mau a fait l'examen du sang chez 299 cadavres d'individus morts d'une septicémie, et il a trouvé dans 144 cas les microbes suivants :

Dans 95 cas exclusivement le streptocoque.
— 25 — — pneumocoque.
— 9 — — staphylocoque.
— 8 — — coli-bacille.
— 5 — streptocoque associé au coli-bacille.
— 1 — — au bacille typhique.
— 1 — — à la bactérie du charbon.

Dans les 105 autres cas le sang était stérile.

Je finirai ce chapitre par les données de la médecine expérimentale concernant l'influence du streptocoque sur la marche des lésions tuberculeuses. On connait déjà en clinique la gravité de l'association de la syphilis et de la tuberculose pulmonaire (Fournier, Dieulafoy, Landouzy); on a établi également que certaines maladies infectieuses, rougeole (Cornil), diphtérie (Barbier), influenza (Teissier), qui figurent dans une place d'honneur dans l'étiologie de la tuberculose pulmonaire, exaltent aussi la virulence du streptocoque.

Il est difficile déjà d'interpréter les résultats observés *in vitro* quand il s'agit de se rendre compte de ce qui se passe dans les associations microbiennes ; mais le problème devient beaucoup plus complexe quand il faut déterminer le mécanisme à l'aide duquel ces agents d'infection agissent sur la maladie fondamentale, surtout quand ils ont des attributs spécifiques dans des cas déterminés, comme c'est le cas du streptocoque dans l'érysipèle.

Interviennent-ils en tant qu'agents vulgaires d'infection, en tant qu'agents doués d'une certaine spécificité ou favorisent-ils l'infection primitive uniquement par leurs produits solubles?

Nous allons examiner ces trois problèmes.

En clinique, le bacille tuberculeux se développe davantage quand il est associé aux microbes du pus (augmentation dans l'expectoration, suppuration de néoformations, pyohémie de la méningite tuberculeuse, tumeurs blanches).

Quand on étudie les associations microbiennes au laboratoire, on voit que le bacille tuberculeux se développe bien sur une culture de streptocoque (Babès); d'autre part, le streptocoque végète dans une solution de tuberculine; cette dernière exalte la virulence du streptocoque (expériences de Mangin-Bocquet).

Les expériences de MM. Arloing et Nicolas, de Prudden, démontrent que dans le parenchyme pulmonaire les choses se passent comme dans le laboratoire.

Relatons en détail les résultats qu'ont obtenu ces deux expérimentateurs. Des lapins infectés à trois reprises différentes avec du streptocoque de l'érysipèle de l'homme, et ayant présenté tous les symptômes classiques de l'érysipèle expérimental, sont inoculés après guérison complète, ainsi que des lapins témoins, avec de la tuberculose humaine.

Il n'y a pas eu de grosses différences dans les lésions

locales pour les deux lots de lapins, mais, en revanche, des différences extrêmement accusées pour les lésions viscérales, surtout pulmonaires. Tandis que les lapins témoins n'avaient pas de lésions apparentes du foie, de la rate et seulement quelques très rares et petits tubercules pulmonaires, les lapins antérieurement infectés avec le streptocoque avaient tous des lésions pulmonaires tuberculeuses très développées et même confluentes et très développées pour quelques-uns. Deux sur cinq avaient des tubercules miliaires du foie (l'autopsie a été pratiquée 61 jours après l'inoculation tuberculeuse). MM. Arloing et Nicolas concluent avec raison qu'une infection antérieure par le streptocoque de l'érysipèle favorise sans aucun doute le développement de l'infection tuberculeuse et l'extension des lésions chez le lapin.

Les recherches de Prudden confirment la conlusion des auteurs précédents. Prudden, ayant étudié expérimentalement les effets de l'infection mixte par le bacille tuberculeux et le streptocoque, a d'abord injecté le bacille de Koch dans la trachée d'un lapin et a constaté que l'on reproduisait par ce procédé certaines formes de phtisie aiguë chez l'homme; la formation de cavernes était cependant exceptionnelle; au contraire, chez les lapins porteurs de lésions tuberculeuses étendues du poumon, l'injection trachéale de streptocoque pyogène détermine la formation de cavernes étendues et anfractueuses.

Je me permets de faire quelques remarques à propos de ces expériences, qui, quoique concordantes, comportent une signification différente.

MM. Arloing et Nicolas ont obtenu l'extension des

lésions tuberculeuses chez le lapin en provoquant un érysipèle expérimental, et on sait que cette lésion locale ne vaccine pas l'animal, mais plutôt le prédispose à l'infection streptococcique, tandis que Prudden a reproduit les mêmes lésions pulmonaires avec le streptocoque pyogène par injection trachéale.

Ces commentaires ont leurs raisons d'être puisqu'un grand nombre d'auteurs admettaient la vertu curative de l'érysipèle dans une foule d'affections cliniques, parmi lesquelles la tuberculose. Ainsi, Watteau a rassemblé un petit nombre d'observations très discutables de tuberculoses pulmonaires aiguë ou chronique, guéries à la suite d'un érysipèle.

Nannotti, mû par la même doctrine (vieille de deux siècles) a entrepris une série d'expériences sur l'inoculation de streptocoque aux animaux tuberculeux. A la suite de ses recherches, Nannotti est arrivé à cette conclusion, que les injections streptococciques chez le lapin ainsi que chez le cobaye n'entraînent nullement la généralisation du processus tuberculeux; elles peuvent même, lorsqu'elles agissent directement sur une affection tuberculeuse, la modifier en mieux et la faire disparaître complètement, mais ne détruisent pas le bacille de Koch. Cette influence du streptocoque sur le processus tuberculeux est comparable à l'action irritante de substances chimiques.

Nannotti a observé auparavant un cas de tuberculose du genou avec fistules, dans lequel la guérison se produisit à la suite de plusieurs érysipèles. Hebra a montré que l'érysipèle pouvait faire rétrocéder le lupus (*Centralbl. f. Chir.*, 1889). Malheureusement, il faut se garder d'exagérer en clinique l'act.on bienfaisante de l'érysipèle comme entité morbide sur l'évolution de la tuberculose, soit cutanée, soit pulmonaire.

Nous reviendrons encore sur cet antagonisme thérapeutique. Il ne nous reste maintenant qu'à envisager la question de produits solubles.

Les toxines streptococciques sont fébrigènes et toxiques (Manfredi et Traversa, Roger, Achalme, Nencki et autres); elles s'éliminent par les reins (Bouchard, Arloing, Vasfi). Roger y a décelé la présence de produits solubles prédisposants.

Moreau et Launois ont vu dans une série d'expériences que les toxines anciennes du streptocoque pyogène déterminent de l'hyperémie, de la dyspnée, de l'exorbitisme et une dilatation considérable des vaisseaux, phénomènes qui rappellent ceux que le professeur Bouchard a attribués à l'ectasine et à d'autres toxines microbiennes (Charrin et Gley). Ainsi, les produits solubles du streptocoque possèdent les mêmes propriétés vaso-motrices que la tuberculine.

N'oublions pas que la virulence du streptocoque est augmentée par l'association avec les bactéries de la putréfaction et quelques saprophytes (M. prodigiosus et B. subtilis) (Babès, Roger, Achalme).

Toutes ces données fournies par la clinique, l'anatomie pathologique, la bactériologie et la médecine expérimentale, prouvent amplement que les infections mixte et secondaire par les germes variés, parmi lesquels le streptocoque joue le rôle principal, ont une importance considérable dans l'évolution de la tuberculose pulmonaire et comportent une déduction pratique de haut intérêt qui n'échappera à personne : c'est l'indication impérieuse de lutter dès le début de la maladie contre l'infection mixte streptococcique avec des armes que nous fournit l'ennemi lui-même.

J'ai nommé le sérum antistreptoccocique de Menzer.

CHAPITRE II

Notions générales sur les sérums antistreptococciques. — De la sérothérapie antistreptococcique dans les affections streptococciques chroniques, d'après les indications de M. Menzer.

L'unité ou la pluralité du streptocoque est une question qui intéresse au premier degré la microbiologie et la clinique.

La doctrine de la sérothérapie spécifique se base entièrement sur cette notion capitale. Streptocoque du pus (Rosenbach), streptocoque de l'érysipèle (Fehleisen), streptocoque de la fièvre puerpérale (Pasteur), streptocoque de la scarlatine (Rasquine), streptocoque de l'impétigo (Thieberge), streptocoque de la gourme du cheval (Schütz) présentent-ils autant d'espèces différentes pathogènes pour l'homme et pour les animaux, ou les agents de toutes ces affections cliniques ne forment-ils qu'une seule et unique espèce du streptocoque vulgaire qui dériverait insensiblement de son congénère saphrophyte, répandu à profusion dans la nature, qui, dans certaines conditions déterminées, deviendrait « bon à tout faire » (Peter) ?

Post hoc ergo propter hoc !

Il me semble qu'il faut passer en revue toutes les données de la pathologie générale infectieuse pour arriver à une solution qui satisferait toutes les susceptibilités, qui mettrait d'accord les résultats contradictoires auxquels nous assistons depuis l'avènement de la sérothérapie antistreptococcique. Un court historique de la question fixerait mieux nos connaissances sur les points délicats de la doctrine (unité de l'espèce, propriétés spécifiques, virulence) qui touchent de si près les applications cliniques.

Les premières tentatives de vaccination contre le streptocoque remontent à l'année 1891 ; von Lingelsheim, Klemperer, Paolis ont obtenu quelques résultats, mais il semble que déjà, en 1884, Chauveau, Arloing et Truchot ont immunisé le lapin contre le streptocoque de l'infection puerpérale, en injectant des produits virulents modifiés par une température dysgénésique.

En 1890, Roger confère l'immunité au lapin contre le streptocoque de l'érysipèle par des cultures virulentes et il constate un fait capital qui servira de pierre angulaire à la sérothérapie antistreptococcique, c'est l'action bactéricide spécifique du sérum des réfractaires. Roger fait remarquer cependant que les résultats sont inconstants, « qu'il arrive souvent que le sérum des animaux vaccinés entrave nettement la végétation du streptocoque : tout dépend de l'échantillon employé ». Roger a établi également que « si le développement numérique n'est pas modifié dans le sérum des animaux vaccinés, la virulence est considérablement diminuée. L'inoculation sous-cutanée, pratiquée avec la culture ayant poussé dans le sérum des vaccinés, provoquera une légère plaque d'érysipèle, ou un petit abcès ; avec la culture dans le sérum normal, on verra survenir une violente dermite ou une septicémie mortelle. Mêmes différences quand on s'adresse aux inoculations intraveineuses : survie dans le premier cas, mort rapide dans le second. »

En 1891, Roger vaccine avec des cultures filtrées, chauffées à 110°, et constate de nouveau l'atténuation du streptocoque dans le sérum des réfractaires.

En 1893, Mironoff montre que le sérum des lapins plus ou moins immunisés vaccine plus ou moins de nouveaux animaux, le degré de la vaccination dépendant de la dose, et que ce sérum exerce une influence manifeste sur la marche de la septicémie déjà en évolution, mais les processus inflammatoires continuent à évoluer.

Cliniquement, MM. Charrin et Roger emploient, en 1895, le sérum antistreptococcique avec un certain succès dans la fièvre puerpérale et dans l'érysipèle. Leur sérum provenait d'un mulet vacciné avec des cultures chauffées du streptocoque d'érysipèle, exalté dans sa virulence par les passages successifs.

Avec des doses élevées (de 30 à 200 centimètres cubes), ils ont eu 6 guérisons sur 8 cas de fièvre puerpérale, et ils ont vu qu'après l'injection du sérum la température revint à la normale et si on interrompait les injections une nouvelle ascension se produisait. O. Josué, Jacquot ont constaté les mêmes faits avec le sérum de MM. Charrin et Roger.

Ces auteurs ont guéri également une angine pseudomembraneuse à strepto et staphylocoques.

Gromakowsky a immunisé des lapins par les inoculations

dans le péritoine ou dans l'oreille, par les cultures de plus en plus virulentes, et son sérum était curateur pour des lapins atteints d'érysipèle depuis vingt-quatre heures. Les effets ont même été satisfaisants en cherchant à immuniser le lapin contre une injection de culture virulente intrapéritonéale. Marmorek a obtenu le sérum avec un streptocoque retiré de la fausse membrane d'une angine, qu'il a exalté par des passages successifs d'abord sur des souris, puis sur des lapins, et qu'il conservait dans le sérum-bouillon, où le streptocoque ainsi exalté conservait sa virulence.

A l'origine ce streptocoque tuait le lapin en 3 jours par injection intraveineuse de 3 centimètres cubes. Exalté, il entraînait inévitablement la mort à la dose d'un cent millionième de centimètre cube. Un cent milliardième de centimètre cube pouvait encore tuer certains animaux.

Son sérum a été efficace dans 46 cas très graves de l'érysipèle; la température s'abaissait rapidement, l'albuminurie disparaissait, l'état général s'améliorait, l'état local aussi.

Marmorek admet l'identité des divers streptocoques. Il dit textuellement : « Tous les streptocoques d'origine humaine devenus suffisamment virulents donnent aux animaux la même infection rapidement mortelle. » Le sérum de Marmorek est préventif et curatif dans les 24-30 premières heures; il a également un pouvoir antitoxique, mais faible. Dans les 2 ou 3 premières heures après l'injection du sérum, il se produit une ascension thermique, puis la température tombe à la normale dans les vingt-quatre heures.

Marmorek a employé son sérum avec un succès relatif dans l'érysipèle, l'infection puerpérale, les phlegmons, les angines, la scarlatine.

En médecine vétérinaire, le sérum a été efficace dans l'anasarque du cheval, inerte dans la gourme (Lignières).

Essayé par beaucoup de praticiens, le sérum de Marmorek a suscité une grande polémique.

Koch et Pétruschky ont nié l'action préventive de ce sérum dans l'érysipèle expérimental.

Chez l'homme, le streptocoque de Marmorek n'a pu même produire, injecté à l'homme cancéreux, de l'érysipèle. Dans les mains de Pétruschky et Van de Velde, le sérum n'a pu même immuniser le lapin contre le streptocoque de Marmorek.

Méry et Lorrain ont vu que le sérum de Marmorek est inactif sur 6 streptocoques sur 7 isolés par eux de scarlatine (3 de la gorge, 2 des urines, 1 d'un abcès ganglionnaire), et ils concluent que l'unité des streptocoques que l'on rencontre en pathologie humaine, est infirmée par ces faits. Les streptocoques retirés de scarlatines ont présenté des caractères d'identité parfaite avec une résistance toute spéciale au renforcement.

Bordet confirme les expériences de Marmorek en se servant du streptocoque de ce dernier.

Courmont entreprend une série de recherches sur la valeur expérimentale de ce sérum dans lequel il démontre que le sérum de Marmorek immunise le lapin contre le streptocoque de Marmorek, mais, par contre, favorise le développement de l'infection, par le streptocoque de l'érysipèle, il conclut à la distinction de ces deux espèces ou variétés (Arloing et Desse) microbiennes, énumère leurs caractères distinctifs et condamne l'emploi du sérum de Marmorek dans les affections streptococciques de l'homme.

La différence capitale entre le streptocoque de Marmorek et ceux qu'on isole dans les diverses infections chez l'homme (principalement dans l'érysipèle), c'est qu'il ne produit pas, à l'encontre de ces derniers, de l'érysipèle typique chez le lapin (J. Courmont, J. Desse, J. Denys, H. de Marbaix et autres). C'est un streptocoque essentiellement généralisant, septicémique, ne faisant pas de lésion locale, doué d'une très grande virulence, à laquelle ne peut aspirer le streptocoque de l'érysipèle, même exalté par des passages successifs pendant un temps très considérable (30 passages en 10 mois). D'autre part, le streptocoque de Marmorek produit chez le lapin des lésions spéciales (l'ascite séro-sanguinolente, péricardite, la congestion intense des viscères, rate toujours grosse), qu'on ne trouve pas dans celles provoquées par des streptocoques de l'érysipèle, qui présentent quelquefois une péricardite et une péritonite suppurées ou pseudo-membraneuses.

La polémique de J. Courmont avec Lemoine, qui défendait l'action préventive du sérum de Marmorek sur le streptocoque de l'érysipèle, est trop personnelle et obscure pour que je la relate ici.

Avec les importantes recherches du professeur Denys (de Louvain) et de ses collaborateurs Leclef, Marchand, Menns, nous entrons vraiment dans la phase utile de la sérothérapie antistreptococcique, puisque ces savants s'attachent à élucider le problème qui intéresse principalement les cliniciens, c'est la pathogénie, le mécanisme de l'immunité contre le streptocoque.

Avec des cultures filtrées ainsi qu'avec des cultures complètes d'un streptocoque retiré d'un abcès d'un ganglion cervical, le professeur Denys est arrivé à produire, dès 1895, un sérum dont 2 cmc. 5 préservaient le lapin contre 0 cmc. 1 d'une culture de streptocoque dans le bouillon; cette quantité représente 5.000 doses capables de produire un érysipèle mortel.

Avec ce sérum, Denys et Leclef ont établi que l'immunité du lapin réside principalement dans une modification du sérum, qui a pour effet de mettre en jeu l'activité phagocytaire des leucocytes. Dans l'érysipèle expérimental chez le lapin normal, on constate une diapédèse considérable de leucocytes, mais ceux-ci n'englobent que très peu de microbes et encore la phagocytose ne s'exerce-t-elle qu'au début de l'injection, grâce aux propriétés chimiotactiques négatives du streptocoque (Bordet).

Les leucocytes, en grande partie vivants, montrent vis-à-vis des microbes une indifférence complète, bien que la diapédèse continue, les streptocoques pullulent et envahissent toute l'oreille.

Chez les lapins vaccinés, on observe également la diapédèse de nombreux leucocytes, mais elle se complète d'une phagocytose énergique et utile, puisque les leucocytes empêchent rapidement la pullulation des streptocoques. On peut observer ce phénomène *in vitro* comme sur les animaux, et on voit que les leucocytes du lapin normal, mis dans le sérum de lapin vacciné, exercent une phagocytose aussi énergique que les globules de lapin immunisé dans le sérum vacciné. Denys et Leclef ont conclu que l'immunité du lapin contre le streptocoque siège dans une modification du sérum rendant la phagocytose possible. « L'immunité dans ce cas est une propriété humorale, agissant par l'intermédiaire des leucocytes. » L'expérience suivante de Denys et Marchand montre que le sérum préventif agit directement sur le milieu infectieux : si l'on ajoute à un mélange de streptocoques, de leucocytes et de sérum de lapin normal, milieu dans lequel la phagocytose ne s'établit pas, une légère quantité de sérum de cheval immunisé contre le streptocoque, le développement de ce dernier se trouve suspendu. Cette expérience comporte une déduction théorique : c'est que le sérum antistreptococcique, à côté d'un certain degré d'immunité générale, provoque localement un effet vaccinal d'une importance considérable et une déduction pratique, c'est l'application de ce principe dans la thérapeutique des lésions streptococciques chez l'homme : faire agir directement le sérum sur le foyer ou sur son voisinage, utiliser également les lymphatiques qui traversent la région infectée en déposant le sérum en amont de cette dernière.

Denys et Leclef ont démontré de plus que l'immunité conférée aux lapins par le sérum antistreptococcique ne s'étend pas au delà de quelques jours (10-15 jours), que l'effet de petites doses espacées n'est nullement cumulatif et que les premières perdent leur efficacité les jours suivants, quand l'on fait de nouvelles injections. Le professeur Denys donne les règles suivantes pour la production et l'emploi d'un sérum efficace :

1° Se servir pour l'immunisation des chevaux d'un streptocoque appartenant indubitablement à la race des streptocoques pathogènes pour l'homme ;

2° Éviter de lui enlever son caractère par une accommodation trop prolongée au lapin, chez lequel il doit déterminer l'érysipèle typique de l'oreille, attribut général de tous les streptocoques humains ;

3° Employer un sérum d'un puissant pouvoir d'immunisation, mesuré non pas à un millionième de centimètre cube de culture, mais à des multiples de cette quantité ;

4° Injecter le sérum à des doses massives dans les infections graves et étendues : 100-200 centimètres cubes et plus.

Les résultats thérapeutiques du sérum de M. Denys étaient assez satisfaisants dans les affections streptococciques suivantes : les péritonites, les angines, les fièvres puerpérales, les pyémies.

Je veux transcrire seulement les remarques de M. Denys, concernant l'emploi de son sérum dans les affections streptococciques chroniques ; il dit : « Si nous comparons les érysipèles chroniques ou récidivants aux érysipèles aigus, il nous semble que les premiers cèdent beaucoup plus sûrement au sérum que les seconds, et qu'ils sont justiciables de plus petites doses. On dirait que, sous l'influence de la durée et de la répétition des attaques, l'économie a acquis un commencement d'immunité, qu'un secours léger, celui prêté par le sérum, tranforme en immunité suffisante. »

Frappé par l'insuccès complet de son sérum dans certaines infections, où l'analyse révélait le streptocoque à l'état de pureté, M. Denys a proposé à son élève Van de Velde de rechercher si le fait n'était pas imputable à la nature du streptocoque, à son origine. M. Van de Velde a isolé 21 streptocoques d'affections diverses : abcès, angines, arthrites, bronchites, cystites, érysipèles, etc., qui donnaient d'une façon générale « l'érysipèle au lapin », et il a vu que les uns sont sensibles à l'action du sérum, les autres ne le sont pas ; il a employé la méthode *in vitro*, citée plus haut, de Denys et Leclef. Le sérum du cheval immunisé contre un streptocoque d'une angine était actif contre ce même streptocoque, mais possédait une action faible contre un autre streptocoque provenant d'une infection puerpérale. Une élégante expérience montre la différence d'activité : si on injecte à un même lapin du streptocoque de l'angine dans une oreille et du streptocoque puerpéral dans l'autre et que l'on immunise l'animal avec du sérum obtenu par le streptocoque de l'angine, l'érysipèle ne se développe que dans l'oreille injectée avec le streptocoque puerpéral. Van de Velde a immunisé le cheval simultanément contre les deux streptocoques, le sérum obtenu était actif sur chacun des deux microbes pris séparément ou sur les deux pris à la fois, mais il était souvent inactif sur les autres échantillons de streptocoques isolés par lui dans les affections cliniques diverses.

Van de Velde conclut qu'un sérum donné est très efficace contre le streptocoque qui a servi à immuniser l'animal, mais peut être peu actif ou même complètement inactif contre un autre streptocoque d'origine différente.

Admettant une seule espèce du streptocoque, Van de Velde conseille d'immuniser les animaux simultanément avec plusieurs variétés de streptocoque, c'est ce qu'il appelle l'immunisation polyvalente. Le professeur Denys a admis intégralement les conclusions de son élève, puisqu'il a vacciné des chevaux avec un mélange de 15 variétés de streptocoques, supposant que le rayon d'action de ce nouveau sérum serait beaucoup plus étendu que celui de son sérum primitif. Je discuterai plus tard cette question de sérum polyvalent, et j'essayerai de démontrer par où cette doctrine pèche.

J. Courmont et son élève Desse ont reproduit les expériences de Van de Velde sur le sérum polyvalent. Le sérum d'un âne immunisé par deux échantillons du streptocoque de l'érysipèle, injecté à la dose de 2 centimètres cubes par kilogramme de lapin contre l'inoculation intraveineuse, était immunisant contre ces deux streptocoques. Ce sérum polyvalent était efficace sur 7 autres échantillons du streptocoque (5 provenaient de l'érysipèle, 2 d'abcès), tandis qu'il était inactif et même favorisant sur 4 autres (3 d'érysipèle, 1 de pleurésie purulente), sans qu'on puisse distinguer ces différents échantillons.

J. Courmont conclut que même avec un sérum bivalent, on n'est pas sûr de pouvoir immuniser contre tous les streptocoques de l'homme, provenant soit de l'érysipèle, soit de lésions suppurées ; et il ajoute : « Il semble donc que le streptocoque pyogène ou de l'érysipèle ou puerpéral de l'homme ne constitue pas une espèce microbienne assez hautement différenciée pour qu'on puisse espérer lui opposer un sérum immunisant à coup sûr. Il n'existe pas actuellement de sérum antistreptococcique pouvant être conseillé aux médecins, le sérum de Marmorek ayant échoué en clinique humaine. »

Tel était l'état de la question en 1898. Il semble, au premier abord, qu'à la suite des expériences précédentes de Van de Velde, de J. Courmont, l'avenir de la sérothérapie antistreptococcique est fortement ébranlé, sinon définitivement compromis, puisque même avec un sérum polyvalent d'après le principe de sa production, on a seulement la probabilité, et non la certitude d'atteindre tous les streptocoques qu'on observe à la clinique.

Doit-on considérer la sérothérapie antistreptococcique comme une espèce de mythe? Nous ne le croyons pas pour plusieurs raisons, que nous essayerons de rendre aussi claires que possible.

Le professeur Denys, à la suite de ces recherches sur le mécanisme de l'immunité antistreptococcique, a formulé le conseil suivant : « Si le médecin se trouve devant un cas qui semble réclamer le sérum antistreptococcique, il tâchera autant que possible d'être fixé par l'un ou l'autre moyen sur l'espèce microbienne qui produit la maladie. Au besoin il recourra à l'analyse bactériologique. Néanmoins, si le danger est pressant, dans les cas où la présence du streptocoque est soupçonnée, il pourra faire l'injection avant d'être fixé définitivement sur l'agent infectant. On ne reculera pas l'injection jusqu'à ce qu'elle soit compromise par les progrès de l'infection. »

Cette recommandation, donnée après les recherches de Van de Velde sur les sérums polyvalents, montre bien que le savant belge n'admettait pas qu'on doit généraliser à la lettre, à l'hôpital, les résultats expérimentaux contradictoires qu'on obtient au laboratoire.

Voilà le reproche que nous adressons aux recherches de M. J. Courmont.

D'abord la technique employée par le savant lyonnais est arbitraire : il a créé des conditions spéciales, dans lesquelles la virulence du streptocoque d'une affection humaine est exaltée artificiellement à tel point qu'il est difficile de juger de ses propriétés pathogènes chez l'homme.

Certainement, dans ces conditions inaccoutumées, le streptocoque ne donne plus la vraie mesure de sa virulence habituelle. Et, pourtant, les recherches précises de Roger, Achalme et autres ont établi une échelle de virulence du streptocoque en se basant sur les réactions qu'on observe chez le lapin.

On voit que le streptocoque pathogène pour l'homme, suivant le degré croissant de virulence, produit : 1° simple rougeur locale succédant à l'inoculation sous-cutanée de l'oreille ; 2° panophtalmie par inoculation dans la chambre antérieure ; 3° abcès sous-cutané ; 4° érysipèle local, avec des caractères spéciaux ; 5° septicémie consécutive à un accident local plus ou moins marqué ; 6° mort par septicémie sanguine après injection intraveineuse ; 7° mort par septicémie à la suite d'une simple inoculation sous-cutanée.

Avec la variabilité naturelle des propriétés inhérentes du streptocoque, par les passages successifs sur les animaux, on modifie à un tel point ce microorganisme qu'il est assez malaisé de le reconnaître après ces transformations artificielles.

Il est probable que la fixité de l'espèce dépend d'autres facteurs que cette exaltation par les passages successifs ; d'ailleurs, le streptocoque qui a servi à M. J. Courmont pour ses recherches a été contaminé au cours du travail par un bacille; cette circonstance a pu déjà modifier ses caractères.

Dans la conclusion de Van de Velde nous trouvons également une lacune : il n'a pas démontré que le sérum d'un animal immunisé contre le streptocoque provenant d'une affection clinique déterminée, par exemple, de l'érysipèle, soit inactif sur un autre streptocoque de même origine : les streptocoques, dans les recherches de cet auteur, comme nous l'avons vu déjà, proviennent d'affections humaines les plus diverses, où on le rencontre habituellement avec une virulence très variable.

Pour finir avec cette étude déjà longue, nous ferons encore une dernière objection à ces deux savants expérimentateurs. Comment expliquent-ils les succès obtenus avec des sérums antistreptococciques différents, puisqu'il y avait des guérisons dans les affections cliniques graves, qui n'ont pas de tendance à la guérison naturelle, comme l'érysipèle de l'oreille chez le lapin ? Est-ce que, par hasard, dans ces cas assez nombreux, bien que la méthode soit compromise, les sérothérapeutes rencontraient toujours le streptocoque sensible dans les affections cliniques diverses ?

L'ère de bactériologie schématique a disparu et on ne peut plus admettre autant d'espèces de streptocoques qu'il y a de modes cliniques, par lesquels ils manifestent leur présence au sein de l'organisme. Quels sont les indices de différenciation qui permettraient de classer les streptocoques isolés dans les différents processus pathologiques, dans les espèces nouvelles ? Les caractères morphologiques, les cultures, la manière de se comporter envers les matières colorantes, les propriétés pathogènes sur les animaux, la manière de se comporter dans le sérum des réfractaires, les phénomènes d'agglutination (Van de Velde, Hasenkopf et Salge) présentent souvent des nuances si délicates, que tous ces faits parlent d'une façon absolue et décisive pour l'unique espèce du streptocoque pathogène, qui forme des races et des variétés grâce à des conditions spéciales. Pour expliquer l'ubiquité de cette espèce microbienne, le docteur Menzer émet l'hypothèse suivante : le streptocoque originairement appartenant à l'unique espèce pathogène acquiert probablement, dans les différents processus pathologiques, des propriétés fermentatives déterminées, suivant qu'il s'acclimate à un processus infectieux spécial.

Ainsi, en prenant pour base la pathologie humaine, on peut supposer qu'un streptocoque pathogène qui végète dans la bouche d'un homme sain sans produire une affection définie (Netter) ne possède pas les mêmes propriétés fermentatives et toxiques qu'un autre streptocoque qui a produit une légère angine, ou un streptocoque qui s'est développé dans une plaie contuse contenant des tissus nécrosés, ou dans un utérus puerpéral où il existe une symbiose microbienne putride. Il y a une analogie, dans le sens de cette hypothèse hardie, avec la remarque suivante que le professeur Arloing a faite à propos de l'exaltation du vibrion de Metchnikoff par le passage préalable dans le poumon du même animal (Gamaleïa) : « Cette particularité curieuse prouve, de plus, que les microbes peuvent éprouver de sérieuses modifications dans un milieu organique déterminé. » (*Les Virus*, p. 166.) C'est la théorie de l'adaptation qui expliquerait la naissance des propriétés spécifiques chez le streptocoque, par acquisition d'une activité virulente maxima et dorénavant constante et fixe pour cette race nouvelle, comme cela se passe dans un cadre limité par les passages successifs (par exemple, l'identité parfaite avec une résistance toute spéciale au renforcement caractérise les streptocoques isolés dans la scarlatine par Méry et Lorrain ; le streptocoque de Marmorek paraît être une race spéciale). En se basant sur cette hypothèse, on peut tirer la conclusion suivante : on doit opposer à toutes les affections humaines, de quelque nature qu'elles soient, spécifiques ou non, produites par le streptocoque, un sérum antistreptococcique, préparé avec un streptocoque virulent d'origine humaine ; autrement dit il faut que ce streptocoque fasse la preuve de sa pathogénéité avant d'être utilisé pour l'immunisation de l'animal fournisseur du sérum curatif. Ainsi, le professeur Denys recommandait déjà de se servir d'un streptocoque appartenant indubitablement à la race pathogène pour l'homme et éviter de lui enlever son caractère par une accommodation trop prolongée au lapin, et il faisait même le reproche suivant au sérum de Marmorek : « La haute virulence pour le lapin que Marmorek a donnée à son microbe n'augmente aucunement les garanties, les passages à travers le lapin ayant peut-être contribué à éloigner encore davantage cet organisme des races pathogènes pour l'homme. » Le professeur Tavel le premier a abandonné le procédé d'exaltation de la virulence par les passages sur les petits animaux et immunisait directement le cheval avec son streptocoque virulent pour l'homme. De même, le docteur Menzer nie toute opportunité à exalter la virulence du streptocoque pour l'immunisation de gros animaux par une série de passages sur les petits animaux et il se base sur les observations de Koch et Petruschky, qui ont constaté que les cultures du streptocoque, très virulentes pour le lapin, n'ont pas provoqué de l'érysipèle chez un cancéreux par inoculalion, mais également n'ont produit aucun symptôme, même local, chez quelques autres malades, et cela avec des doses qui dépasseraient certainement pour le lapin la dose mortelle en millions de fois. Le professeur Tavel, de son côté, n'a pas provoqué, par injection de 10 centimètres cubes d'une culture streptococcique d'une virulence extrême pour le lapin, la moindre réaction chez un cancéreux. Par contre, on a réussi, avec des streptocoques qui ont été prélevés récemment dans une affection pyogène chez l'homme, à provoquer l'érysipèle chez plusieurs malades par égratignure. Pour les mêmes raisons, le docteur Menzer nie l'utilité de mesurer le pouvoir immunisant, comme le fait, par exemple, la fabrique de produits chimiques de Schering, qui prépare le sérum antistreptococcique d'après les procédés d'Aronson. Le docteur Menzer fait les reproches suivants au calcul des unités d'immunisation : Ce procédé s'applique seulement dans les affections streptococciques aiguës ; une grande incertitude existe quand il s'agit de prouver l'action préventive sur le lapin ou les autres animaux du laboratoire ; il est impossible de conclure par analogie de l'activité thérapeutique d'un sérum sur l'animal à l'effet numérique correspondant chez l'homme. Pour toutes ces raisons, le docteur Menzer admet que seulement le mode d'action sur l'homme peut servir de mesure de l'activité pour le sérum antistreptococcique possédant des qualités curatives réelles, et ce n'est que dans des cas exceptionnels que cette efficacité pourrait être démontrée dans les expériences sur les animaux.

D'ailleurs, il est prouvé amplement qu'un streptocoque peut devenir virulent pour une espèce sans voir sa virulence croître dans la même mesure pour d'autres espèces.

Le docteur Menzer fait préparer son sérum antistreptococcique par la maison E. Merck, de Darmstadt, sous la direction scientifique du savant bactéoriologue Landmann. On immunise les chevaux par les procédés habituels avec un streptocoque qui a causé une angine très grave dans un cas de rhumatisme articulaire aigu.

L'hypothèse suivante paraît très rationnelle au docteur Menzer, si les sérums antistreptococciques, préparés avec les streptocoques pathogènes pour les animaux, peuvent provoquer non seulement la réaction locale, mais aussi une réaction générale dans une affection streptococcique chronique de l'homme, cette propriété appartiendrait certainement au sérum préparé avec un streptocoque qui cause une infection aiguë ou chronique chez l'homme. D'après cette hypothèse, la virulence, les attributs toxiques du streptocoque sont définis par les réactions qu'il provoque pendant l'infection humaine; c'est ainsi qu'il n'est pas rationnel de faire suivre d'un qualificatif le nom du streptocoque qui, normalement, se trouve dans la bouche d'un homme sain, puisqu'il ne provoque aucune réaction.

Le docteur Menzer définit de la façon suivante le sérum normal, celui qui peut être appliqué dans la thérapeutique humaine : *C'est un sérum antistreptococcique, préparé directement avec un streptocoque virulent de provenance humaine, qui, injecté à la dose d'un centimètre cube dans une infection streptococcique chronique chez l'homme, peut provoquer une réaction locale et générale manifeste.*

Cette définition implique a priori que l'activité du sérum normal est contrôlé sur les malades; au premier abord cette épreuve paraîtrait dangereuse de prendre l'homme pour témoin du contrôle du sérum antistreptococcique, en fait, il n'y a pas de doute, cet essai ne présente le moindre inconvénient, aucun danger. Cette dose de 1 centimètre cube doit être considérée comme complètement inoffensive, surtout si on tient compte de ce fait que, dans les infections aiguës, les différents cliniciens emploient les doses de 100-300 centimètres cubes des sérums éprouvés, correspondant à tant d'unités d'immunisation pour les animaux et même quelquefois non contrôlé par aucun procédé, comme le fait Moser avec son sérum antiscarlatineux, qu'il injecte aux enfants à la dose de 100 centimètres cubes chaque fois.

Avant de continuer mon exposé et montrer quelles sont les indications et les contre-indications générales du sérum antistreptococcique de Menzer, qui l'a employé dans plus de 100 cas différents d'infection streptococcique aiguë et chronique chez l'homme, je veux faire connaître quelques données sur les effets de ce sérum dans le rhumatisme articulaire chronique, d'origine streptococcique.

Ayant remarqué les propriétés bactériolytiques du sérum antistreptococcique, le docteur Menzer a observé que les injections de ce sérum provoquent des phénomènes congestifs dans les articulations malades de rhumatisants chroniques (les articulations saines sont épargnées) en même temps qu'elles élèvent la température ; ces faits lui ont suggéré l'idée que le sérum agit bactériolytiquement sur les streptocoques dans les processus infectieux chroniques et les transforment ainsi en processus aigus, sur lesquels le sérum possède une réelle action curative par apport des substances empêchantes, par l'excitation à la phagocytose, par la résorption des produits de déchets, par incitation nerveuse.

M. Menzer a vu les mêmes effets en traitant quelques cas de chorée post-rhumatismale, dans lesquelles on pouvait incriminer le streptocoque, et il a constaté au début des phénomènes aigus d'irritation, une augmentation de mouvements choréiques et puis, en continuant les injections du sérum, les mouvements diminuaient rapidement et disparaissaient complètement.

Enhardi par ces premiers bons résultats, le docteur Menzer a étendu les rayons d'action de son sérum dans les affections suivantes : l'érysipèle, les phlegmons, endométrite puerpérale, les angines graves, la scarlatine, et, depuis un an, il applique le sérum antistreptococcique dans l'infection mixte qui accompagne habituellement, comme nous l'avons vu dans le chapitre précédent, la phtisie pulmonaire dès le début.

Quelles sont les indications générales du sérum antistreptococcique, d'après Menzer ? Il s'agit d'abord, dans chaque cas particulier, de ne demanderque ce qu'on veut obtenir par le sérum dans le processus morbide visé.

S'agit-il d'une septicémie générale qui menace la vie du malade, y a-t-il danger d'un érysipèle, d'une angine grave, d'une bronchite suraiguë qui a de la tendance à dégénérer en bronchopneumonie infectieuse, l'infection streptococcique se répand-elle rapidement sur les poumons au début d'une phtisie pulmonaire ; une endométrite puerpérale commence-t-elle à présenter les premiers symptômes de péritonite ; il s'agit dans ces cas de venir en aide à l'organisme avec une dose massive, par exemple injecter au début 20 à

30 centimètres cubes et répéter en cas de besoin une dose égale les jours suivants. La question se pose tout autrement quand on est en présence, par exemple, d'un cas de péritonite diffuse. Ici, l'injection d'une dose massive du sérum ne peut qu'augmenter la suppuration dans le péritoine, elle ne peut pas prévenir la mort ultérieure, à cause de l'intoxication par le pus déjà formé ; la seule condition de la sérothérapie dans ce cas, c'est la combinaison de l'injection d'une dose massive du sérum avec l'intervention chirurgicale et le drainage consécutif de la cavité péritonéale. Ces bases fondamentales s'appliquent à tous les cas où il existe déjà des suppurations closes ou se forment au cours de la maladie, malgré l'intervention sérothérapique, comme, par exemple, les suppurations articulaires dans la pyémie, dans la scarlatine (adénites suppurées), etc. Ici, il est inutile d'appliquer le sérum si on ne prend pas en même temps des soins pour l'écoulement du pus.

Le docteur Menzer prévient contre un traitement schématique semblable dans l'infection mixte de la phtisie pulmonaire, puisqu'un dosage imprudent peut conduire au même échec et aux mêmes dangers qu'on a observés avec l'emploi intempestif de la lymphe de Koch ; c'est dans cette affection qu'il est indispensable d'individualiser le dosage du sérum suivant les modalités cliniques.

L'infection streptococcique qui apparait au début de la phtisie avec un caractère progressif et envahissant, donne la possibilité d'être arrêtée dans son développement par le sérum antistreptococcique. Dans ces cas, il y a indication directe d'employer des doses massives (10, 20, 30 centimètres cubes), suivant les circonstances, pendant plusieurs jours. Les choses se passent autrement dans une infection diffuse des streptocoques qu'on observe très souvent dans les derniers stades de la phtisie pulmonaire. Ici il y a ordinairement tendance à la formation de vastes cavernes, et l'essai de stimuler l'organisme malade dans la lutte avec les streptocoques doit rester infructueux, sans résultats, puisque l'organisme n'est plus en force de vaincre les agents infectieux qui l'ont envahi et encore plus pour cette raison qu'on ne peut demander à un organisme cachectique de résorber tous les produits septiques et putrides qui remplissent les foyers caséeux, les cavernes, etc., et qui augmentent sous l'influence de la stimulation phagolytique produite par le sérum antistreptococcique. Il existe une contre-indication absolue dans des cas pareils.

Entre ces deux processus extrêmes se placent les cas chroniques de phtisie pulmonaire qui se compliquent d'une infection streptococcique avec un caractère plus stationnaire.

Ces cas, surtout au début de l'infection, sont propres aux applications de sérum, excepté s'il existe une tendance au ramollissement rapide et à la cavernisation, qui exigent une individualisation sévère et prudente dans la sérothérapie spécifique. Il faut, en outre, remarquer que l'infection streptococcique mixte a une étendue beaucoup plus vaste, qu'on pourrait juger en se basant sur l'examen physique du malade, et on comprendrait sans difficulté quel effort on doit exiger de l'organisme pour supporter des processus inflammatoires aigus qui occuperont une grande étendue du champ respiratoire, sous l'influence de grandes doses du sérum. Il est utile, d'une façon générale, d'appliquer la sérothérapie dans des cas chroniques, stationnaires de l'infection mixte streptococcique, dans lesquels l'état général du malade et l'examen objectif des poumons donnent une probabilité que l'organisme est encore en état de lutter activement avec les foyers inflammatoires chroniques.

Quelles sont les contre-indications à la méthode sérothérapique?

Il existe un danger d'employer le sérum dans les grands exsudats pleurétiques et péricardiques, dans lesquels l'injection pourrait produire l'inflammation suraiguë, qui augmenterait le liquide et par conséquent provoquerait des difficultés respiratoires et dans l'activité cardiaque.

Pour les endocardites aiguës et chroniques qui accompagnent ou compliquent le rhumatisme articulaire, le docteur Menzer voit la contre-indication seulement quand il existe une hypertrophie cardiaque, quand il existe le processus endocardique sur plusieurs orifices du cœur et surtout dans la sténose mitrale prononcée. Dans ces cas, le docteur Menzer recommande très fortement de ne pas employer son sérum, puisqu'à la suite de réaction locale, les bords valvulaires gonflés peuvent produire des troubles graves dans le fonctionnement du cœur. De même, le traitement sérothérapique du rhumatisme articulaire chronique est contre-indiqué s'il existe l'artério-sclérose, la néphrite ou l'état cachectique.

CHAPITRE III

Observations de 24 malades, atteintes de tuberculose pulmonaire traitées par le sérum antistreptococcique de Menzer. Résultats thérapeutiques. Comparaison avec les résultats obtenus par le traitement hygiéno-diététique combiné avec l'emploi de la tuberculine nouvelle de Koch.

Un seul mot d'historique.

Il semble que M. Boucheron, l'ardent champion du sérum antistreptococcique de Marmorek, soit le seul qui ait employé cette sérothérapie dans la tuberculose pulmonaire.

Cet auteur a employé le sérum, dans des tuberculoses au début, avec affections concomitantes streptococciques des voies supérieures ; « d'autre part, chez d'anciens (*sic*) tuberculeux n'ayant que peu ou plus de bacilles dans les crachats, mais ayant des altérations d'apparence cavitaire, des dilatations bronchiques, avec d'abondants streptocoques dans les crachats ».

Dans sa note de 1898, M. Boucheron se loue, en termes généraux, d'avoir eu des résultats remarquables par cette méthode ; mais en quoi ils ont consisté, il ne le dit pas.

M. Boucheron observait fréquemment, avec des doses d'un quart de centimètre cube à 1 centimètre cube, des réactions locales et parfois générales (mouvement fébrile), lesquelles il attribue à l'activité même du sérum de Marmorek ; nous verrons plus tard ce qu'il faut penser de cette interprétation ; pour le moment nous ferons remarquer que M. Boucheron a vu des réactions cutanées, et non seulement au siège de la dernière piqûre, mais encore aux piqûres antérieures, et il considère ces poussées cutanées comme des réactions locales, en quoi nous sommes en désaccord complet avec cet auteur.

La note de M. Boucheron, d'ailleurs, comme il le dit lui-même, est plutôt un programme d'études, « une introduction à la question de la sérothérapie dans la streptococcie concomitante à la tuberculose », tandis que M. Menzer a fait un travail sur le traitement systématique de la phtisie pulmonaire par son sérum antistreptococcique, sans se soucier du streptocoque seul, comme M. Boucheron semble le faire quand il recommande de renouveler les injections du sérum à chaque nouveau retour de virulence du streptocoque dans la tuberculose.

Passons maintenant à l'étude clinique.

Quels sont les cas de tuberculose pulmonaire qui sont justiciables de la méthode sérothérapique ?

Il est assez difficile de poser des indications précises, mais il faut se baser sur plusieurs éléments pour appliquer les injections du sérum.

D'abord il faut écarter tous les cas où il existe déjà un état cachectique trop avancé, où on constate des lésions de grosse anatomie pathologique, comme formation de grandes cavernes, ou processus pneumoniques et caséeux sur une grande étendue des poumons.

On verra que M. Menzer a employé le traitement chez les tuberculeux à toutes les périodes de la maladie, mais de préférence au 1er ou 2e degré. A la troisième période, on applique les injections avec beaucoup de circonspection, sous le contrôle du poids, au début avec de très petites doses de sérum, et on continue le traitement quand on constate que le sérum ne provoque pas de trop grandes modifications dans les processus pulmonaires.

D'ailleurs, je dois insister sur ce fait que le docteur Menzer ne considère pas ses recherches comme terminées et qu'on doit considérer ces études comme le premier essai clinique du traitement de la phtisie pulmonaire sur les bases de la lutte avec l'infection mixte streptococcique.

Parmi les 24 malades de nos observations, il y en a encore quelques-unes qui sont en cours de traitement à la Clinique, mais les résultats de la méthode employée sont si encourageants qu'il est utile de la faire connaître au public médical.

Si, au début, on observe de la diminution du poids, tandis que l'état général n'est pas influencé, et l'appétit conservé ou même augmenté, on est en droit de continuer prudemment les applications du sérum.

Si, après 2, 3 semaines, on ne constate pas d'amélioration notable de l'état général, de l'augmentation dans le poids, etc., il est nécessaire, ou de cesser complètement les injections ou de les continuer avec des intervalles beaucoup plus considérables. Les applications du sérum dans la première et la deuxième périodes ne présentent, en général, aucun danger, quoiqu'il soit plus prudent, même dans ces cas, de débuter avec la moitié de la dose normale, que

M. Menzer croit nécessaire pour provoquer la réaction chez le tuberculeux. Suivant la réaction provoquée par cette dose de 0 cmc. 5 au bout de 5 à 6 jours, on injecte de nouveau 0 cmc. 5 ou 1 centimètre cube, et suivant l'élévation de la température ou les modifications de l'état général on fait les injections dans les intervalles de 3, 4 à 8 jours, avec des doses croissantes, mais, en une fois, le docteur Menzer n'a jamais dépassé 6 centimètres cubes de son sérum dans les infections mixtes de la phtisie chronique. Chez beaucoup de malades, lesquelles ont été soumises à l'épreuve de tuberculine, on peut se baser sur la réaction spécifique pour savoir par quelle dose commencer le traitement antistreptococcique, mais il semble que les malades réagissent plus fortement au sérum qu'à la tuberculine. Dans plusieurs cas, il faut individualiser l'emploi du sérum, puisque l'on n'est pas toujours maître des réactions provoquées et qu'il n'existe pas de rapport défini entre ces réactions, l'étendue des lésions, la nature des processus pulmonaires, la fièvre et la dose du sérum injecté.

Quand on commence le traitement, il est prudent de tenir les malades au lit, après les injections; plus tard les réactions ne sont jamais aussi fortes qu'au début, et on laisse les malades en liberté, elles peuvent se promener dans les salles et dans le jardin de l'hôpital. Les observations ont été faites à la troisième clinique médicale de Berlin, qui est dirigée par M. le professeur Sénator.

Les histoires de 24 malades ont été recueillies par les internes du service, MM. Lindner et Hollman, sous la surveillance de M. Menzer. Dans la traduction et la rédaction de ces observations cliniques, j'ai tâché de conserver leur cachet original. Je crois utile de les publier *in extenso.* On verra que M. Menzer a voulu s'entourer de tout le contrôle scientifique moderne, que l'examen physique des malades est de plus minutieux, trop mathématique dirai-je, auquel nous ne sommes pas habitué en France, mais chaque pays reflète ses caractères nationaux. D'ailleurs, l'importance du diagnostic précoce de la tuberculose pulmonaire est trop évidente pour que j'insiste sur la valeur de tous les signes de l'exploration physique des poumons pour un clinicien, et la percussion topographique des sommets d'après les indications du professeur Krönig donne des résultats très précis et constitue un perfectionnement dans l'exploration pulmonaire.

La classification des malades suivant l'étendue et le degré des lésions pulmonaires a été faite par M. Menzer, d'après Turban; j'ai été obligé de modifier certains diagnostics d'après les cliniciens français, qui sont beaucoup plus sévères que le phtisiothérapeute suisse; d'ailleurs cette division en périodes est tout à fait artificielle, et chaque pays, chaque sanatorium possède sa classification particulière. Les examens radiographiques des malades ont été exécutés par le professeur Grunmach, directeur de l'Institut de Röntgen de l'Université de Berlin.

J'ai ajouté les graphiques de 6 malades, atteintes de tuberculose pulmonaire au premier degré (obs. n°s 18, 21), au deuxième degré (obs. n°s 1, 12, 24) au troisième degré (obs. n° 20). On peut y voir la succession des réactions thermométriques à la suite des injections du sérum antistreptococcique, qui à la fin abaissent et même réduisent la température à la normale. Chaque réaction représente un anneau du cycle thérapeutique de la maladie. Dans le graphique de l'observation n° 24, il existe une disproportionalité entre le pouls (en pointillé) et la température ; dans ce cas, le sérum provoquait des palpitations et de la tachycardie.

OBSERVATIONS

Observation I

M. Phil..., 21 ans, ouvrière, entre à la clinique le 21 septembre 1901.

Père mort de phtisie laryngée. Mère morte de phtisie pulmonaire.

Quatre sœurs vivantes et bien portantes.

Dans l'enfance a été opérée des adénites cervicale et axillaire.

Depuis l'âge de 13 ans la malade souffrait de la toux, suivie d'une expectoration abondante, elle était essoufflée, avait des sueurs nocturnes.

A l'âge de 17 ans, points dans le côté gauche.

En mai 1901, elle a eu une ostéo-arthrite suppurée du pied, qui a duré plusieurs mois et a laissé des cicatrices indélébiles.

En janvier 1901, elle a eu une pneumonie.

A l'entrée, on constate : la malade a une taille moyenne, l'état général est passable, thorax normal, creux claviculaires médiocrement marqués, elle pèse 93 livres et demie ; après 8 jours de repos à l'hôpital, son poids augmente de 3 livres et demie.

Les limites des poumons ne présentent rien de particulier.

Sommet droit, 2 cm. 50 ; sommet gauche, 3 cm. 50 au-dessus de la clavicule.

Les limites externes sont égales des deux côtés.

L'état de ses poumons présente les signes suivants :

A droite, en avant, jusqu'à la 2e côte, en arrière jusqu'à l'épine de l'omoplate, matité au sommet ; le son est plus élevé qu'à gauche.

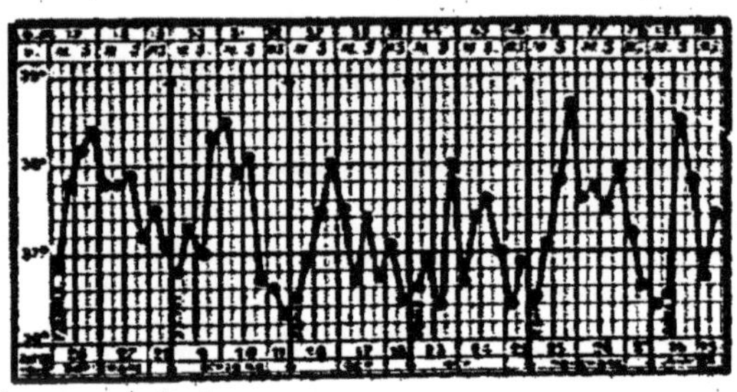

Fig. 1

A l'auscultation : sommet droit, inspiration aiguë, expiration prolongée ; dans la fosse sous-épineuse on entend des râles ronflants ; dans la région sous-claviculaire, à droite et à gauche, respiration saccadée.

Au sommet gauche, respiration vésiculaire aiguë.

On ne trouve pas dans ses crachats muco-purulents de bacille de Koch.

On injecte à la malade 1 milligramme de tuberculine brute, qui élève la température d'un demi-degré, provoque des maux de tête, une lassitude générale, de la sensibilité et du gonflement des glandes du cou.

Jusqu'au 9 *octobre* la malade prend 0 gr. 15 de carbonate de gaïacol par jour, on ne constate pas d'amélioration. Poids, 96 livres.

On prescrit les injections de cacodylate de soude, puis on donne à la malade une préparation d'albuminate de fer, on la soumet aux injections d'hétol, en augmentant progressivement les doses de 1 milligramme à 25 milligrammes. L'état général s'est amélioré légèrement sous l'influence de ce traitement. Le poids a augmenté de 2 livres et demie. L'état des poumons n'a pas subi de changement notable. La température vespérale est toujours élevée (38°).

A partir de janvier 1902 jusqu'au 15 mai 1902 on traite la malade par les injections de la nouvelle tuberculine (T. R.) de Koch. On emploie des doses progressives ; en commençant par 0 gr. 005, on arrive à lui injecter en une seule fois 1 milligramme.

Sous l'influence de ce traitement, la température vespérale a de la tendance à baisser (37°,5). Poids, 103 livres et demi.

L'expectoration a diminué considérablement. Même état des lésions pulmonaires. La malade tousse beaucoup, se sent très fatiguée, on suspend les injections de tuberculine.

Le 5 *juin*, on l'envoie dans le sanatorium de Blankenfelde, où elle séjourne cinq semaines, éprouvant les mêmes symptômes qu'auparavant : toux, points de côté, sueurs nocturnes.

9 *septembre* 1902. — La malade rentre à la clinique de M. le professeur Senator. En ce moment, état général mauvais : toux, anorexie, fièvre (37°,8). Poids, 103 livres ; huit jours après, le poids a baissé de 2 livres.

On examine de nouveau la malade et on trouve que les limites du poumon droit sont peu mobiles. Sommet droit, 3 centimètres ; sommet gauche, 4 centimètres et demi. La limite externe gauche, 13 centimètres tandis qu'à droite elle n'est que de 12 centimètres.

Le sommet droit a pour limite supérieure la 1re vertèbre dorsale, au lieu de la 7e vertèbre cervicale dans l'examen précédent.

A la *percussion*, on constate à droite, en avant, jusqu'à la 2e côte, et en arrière jusqu'à l'épine de l'omoplate, de l'obscurité du son au sommet et un léger affaiblissement de la sonorité pour le sommet gauche.

L'*auscultation* révèle au sommet droit une inspiration voilée ; à la fin de l'inspiration, on entend des râles isolés. Dans la région claviculaire, jusqu'à la 3e côte, inspiration voilée, expiration prolongée ; pendant l'expiration, quelques râles. Dans la fosse sus-épineuse, inspiration rude avec des râles assez nombreux, expiration soufflante.

Dans l'espace interscapulaire et à la base du poumon droit on entend des râles fins isolés pendant l'inspiration.

Au sommet gauche, inspiration voilée avec craquements isolés, de même, dans la fosse sus-épineuse.

Dans la région claviculaire, jusqu'à la 2e côte, inspiration broncho-vésiculaire. Toux assez forte la nuit ; très peu de crachats. Poids, 101 livres.

Radiographie le 25 avril 1902. — Les deux sommets restent légèrement assombris. Dans la fosse sus-épineuse du côté droit, l'éclaircissement ne se fait pas bien pendant la respiration profonde.

26 *septembre* 1902. — On commence les injections du sérum antistreptococcique de Menzer.

La malade réagit à l'injection du sérum par maux de tête, violents points de côté, par augmentation de la toux, gonflement des glandes sous-maxillaires, par élévation de la température allant jusqu'à 39°.

A *l'auscultation*, on constate l'augmentation des râles aux sommets, l'apparition des râles de bronchite à la base, etc.

Dans les crachats plus abondants, on trouve des masses séparées de diplocoques et de streptocoques, point de bacilles tuberculeux.

Le traitement est très difficile à appliquer à cause de l'irrégularité, de la violence et de l'inconstance de tous ces symptômes.

Vers le mois de *janvier* 1903, l'état général s'améliore, l'appétit devient bon, la toux diminue, les signes du côté des poumons se modifient notablement. La température pendant les intervalles des injections continue à être normale, sauf, sous l'influence directe du sérum, durant la réaction ; elle monte de quelques dixièmes, pour tomber ensuite à la normale.

6 *mai* 1903. — On cesse le traitement antistreptococcique.

La malade a reçu en tout 45 centimètres cubes de sérum en 18 injections ; le traitement a duré 7 mois et 10 jours.

Le 9 *mai*, la malade quitte la clinique très notablement améliorée ; nous verrons plus tard que sa guérison n'était que relative.

Examen de sortie. — La partie supérieure droite du thorax se dilate moins bien que la gauche. Le creux sus-claviculaire droit est légèrement plus marqué que le gauche.

La topographie pulmonaire a subi quelques changements.

La limite supérieure du poumon droit va jusqu'à l'apophyse de la 3e vertèbre dorsale ; sommet gauche à la hauteur de la 2 vertèbre dorsale.

Limites externes restent les mêmes. Sommet droit, 3 centimètres et demi. Sommet gauche, 5 centimètres.

Isthme droit, 4 centimètres et demi ; isthme gauche, 7 centimètres.

A la *percussion*, on trouve à droite, en avant, son distinctement affaibli du sommet jusqu'à la 2e côte et en arrière jusqu'à l'épine de l'omoplate, son affaibli dans la partie interne de la fosse sus-épineuse. Au sommet gauche, le son est légèrement obscur ; partout ailleurs, dans toute l'étendue du poumon gauche, sonorité normale.

A l'auscultation : sommet droit, expiration prolongée, soufflante ; partout ailleurs, dans toute l'étendue du poumon droit, on entend la respiration vésiculaire

Poumon gauche, respiration normale.

Radiographie. — Les deux sommets ne s'éclaircissent pas

autant qu'à l'état normal. Les parties des poumons situées au-dessous de la clavicule montrent la transparence habituelle.

L'expectoration n'existe plus. La toux apparaît seulement pendant le mauvais temps.

Poids, 108 livres ; donc elle a augmenté de 7 livres depuis le début du traitement par le sérum de Menzer.

Observation ultérieure. — La malade se plaça comme domestique et se présenta à la visite le 7 juillet. Actuellement, bonne santé générale, même poids, état stationnaire des poumons (nulle part de râles).

Huit jours après, la malade prend un fort refroidissement, tousse, est fatiguée, perd 2 livres.

Examinant les poumons, on constate aux deux sommets : une inspiration rude et voilée ; dans la fosse sus-épineuse droite, on entend des râles ronflants ; dans la région sous-claviculaire droite, l'inspiration de nouveau est manifestement saccadée.

On continue le traitement ambulatoire par le sérum de Menzer.

Observation II.

H..., 19 ans, entre à la clinique le 21 décembre 1902.

Rien à noter dans les antécédents héréditaires.

A eu la rougeole, l'influenza.

Au commencement du mois de décembre, après un refroidissement, la malade prend un rhume, tousse beaucoup, n'expectore que peu ; elle a des points dans le côté droit, qui, surtout pendant la toux, deviennent si violents que la malade est obligée de s'aliter.

De taille moyenne, d'une constitution délicate, elle a la figure pâle, les muqueuses anémiées.

Thorax long, aplati ; espaces intercostaux élargis. Les deux fosses sus et sous-claviculaires sont peu marquées.

On examine la malade, le 9 janvier 1903, et on constate

que les limites inférieures du poumon droit sont peu mobiles.

Sommet droit, 3 centimètres et demi; sommet gauche, 4 centimètres.

Isthme droit, 6 centimètres et demi; limite externe, 12 centimètres et demi.

A la *percussion*, à droite, au sommet, son obscure et en arrière jusqu'à l'épine de l'omoplate; à la base du poumon droit, diminution de la sonorité sur une largeur de deux travers de doigt.

Poumon gauche, sonorité normale.

A l'*auscultation*, au sommet droit et dans la fosse sus-épineuse, respiration rude, râles sibilants, expiration prolongée. Dans la région claviculaire, jusqu'à la 2e côte, respiration rude, un peu saccadée.

A droite, dans la fosse sous-épineuse, inspiration affaiblie, râles humides assez nombreux et quelques râles sibilants.

Au sommet gauche, inspiration rude, et à la base, râles sibilants isolés.

La malade tousse beaucoup; son expectoration, peu abondante, muco-purulente, contient de nombreux diplo et streptocoques, point de bacilles de Koch.

Pendant la première semaine de son séjour à l'hôpital, mouvement fébrile quotidien qui atteignait presque 40°.

Poids, 100 livres.

Radiographie le 16 juin 1903. — Pas d'assombrissement perceptible dans les poumons. Les glandes du hile de deux côtés paraissent un peu plus développées qu'à l'état normal.

Réaction au sérum antistreptococcique de Menzer. (Doses, 1 à 5 centimètres cubes.)

Augmentation de la toux, de l'expectoration, de râles.

Points dans le côté droit. Élévation de la température de 1 à 2° au début du traitement, plus tard moindre.

A la suite des injections de sérum, on a constaté d'abord la chute de la fièvre; puis, à partir du 1er février 1903, la fièvre devient plus forte; on continue le traitement par le sérum, et la fièvre diminue progressivement.

Poids tombe à 95 livres. On continue néanmoins les injections et on observe le relèvement de l'état général et la disparition des points de côté.

Le 13 *juin* 1903, on examine de nouveau la malade et on constate que les limites inférieures du poumon droit sont toujours moins mobiles qu'à gauche.

A droite, l'isthme et la limite externe, sans changement.

Sommet droit, 5 centimètres. Sommet gauche, 5 centimètres.

A la percussion, poumon gauche, sonorité normale.

A droite, dans la partie la plus externe de la fosse sus-épineuse, diminution de la sonorité ; dans la fosse sous-épineuse, submatité sur une largeur de 2 travers de doigt.

L'*examen stéthoscopique* fournit les signes suivants :

Au sommet droit, inspiration douce, affaiblie, humante, expiration soufflante, râles ronflants isolés dans la partie externe de la fosse sus-épineuse.

Dans la fosse sous-épineuse, respiration un peu affaiblie, en comparaison avec le côté gauche.

Au sommet gauche, inspiration un peu rude.

Poids, 113 livres; par conséquent la malade a augmenté de 13 livres.

Etat général bon.

Plus de toux ni d'expectoration.

Le 19 *juin*, la malade se présente de nouveau à la visite dans un excellent état de santé.

Observation III

L. K..., 16 ans, domestique, entre à la clinique le 24 janvier 1903. Père souffre de rhumatismes articulaires; mère et sept sœurs se portent bien.

Depuis 3 ans et demi la malade tousse, a une expectoration abondante et de temps en temps des sueurs nocturnes.

En septembre 1900 survient l'hémoptysie ; même année elle a une inflammation dans l'articulation du pied droit.

En février 1901 la malade éprouva subitement des frissons, des points de côté et une douleur dans le côté droit, elle expectorait en ce moment des crachats spumeux, sanguinolents. A l'hôpital, on a porté le diagnostic de catarrhe des sommets, on l'a soignée avec de la créosote, et quand la santé s'est améliorée, on l'a envoyée dans un sanatorium. Après un séjour de six semaines, elle a repris spontanément son service.

En janvier 1902, elle a eu de nouveau des points de côté, toussa, et cette fois on l'a traitée à l'hôpital par les injections de tuberculine T. R., et elle fut renvoyée en juillet dans le même sanatorium, avec un poids de 117 livres, pour y parfaire sa convalescence.

En septembre, elle en est sortie, a repris son travail, quand une nouvelle rechute l'a obligée d'entrer à la Charité vers la fin de décembre 1903; à ce moment, la malade avait perdu 20 livres, toussait constamment, expectorait abondamment des crachats muco-purulents, se sentait très fatiguée.

La malade, de taille moyenne, est amaigrie et anémiée.

Poids, 99 livres et demie.

Thorax légèrement aplati. Les creux claviculaires sont plus marqués à droite. Pendant la respiration profonde le creux sus-claviculaire droit se dilate moins bien que le gauche.

Sommet droit, 3 centimètres et demi. Sommet gauche, 4 centimètres.

Limite externe à droite, 12 centimètres et demi, à gauche, 14 centimètres.

L'examen physique révèle l'obscurité du son au sommet droit, dans la partie externe de la fosse sus-épineuse et dans la fosse sous-épineuse sur une largeur de 3 centimètres.

A gauche, sonorité normale, sauf légère obscurité du son au sommet.

On entend, au sommet droit, l'inspiration rude, affaiblie.

Dans la région claviculaire, inspiration saccadée.

Dans la fosse sus-épineuse, inspiration voilée et rude, des craquements ; dans la fosse sous-épineuse, respiration voilée, affablie. Dans l'espace interscapulaire, inspiration rude, affaiblie, des râles humides.

Au sommet gauche, inspiration rude et voilée.

Dans les crachats muco-purulents, on trouve de nombreux diplocoques et de streptocoques, point de bacilles de Koch.

La malade a de la fièvre ; l'appétit est presque nul.

Le 24 janvier, survient la suppuration de l'oreille gauche, et la malade perd en huit jours 2 livres et demie.

Le *4 février* 1903 on commence le traitement par le sérum antistreptococcique de Menzer. Au début, les injections abaissaient la fièvre; ce n'est qu'à la quatrième injection que la malade réagit par une élévation de la température de 1°. Le sérum provoque des maux de tête, augmente la toux, l'expectoration, les râles.

Les crachats contiennent maintenant de rares bacilles tuberculeux.

Radiographie le 16 *avril* 1903. — Pendant l'inspiration, le tissu pulmonaire droit apparaît assombri dans ses parties supérieures et ne s'éclaircit aussi bien qu'à gauche.

La malade a reçu en tout 80 centimètres cubes de sérum en 25 injections pendant une durée de 118 jours.

Le 18 *mai*, on lui fait l'injection de 0 cmc. 002 de tuberculine T. R., sans réaction ni effet général; sous l'influence des injections de sérum de Menzer la température ne dépasse pas 37°. L'état général est bon. La malade pèse 110 livres et demie; donc elle a augmenté de 11 livres.

Le 23 *mai*, elle quitte l'hôpital comme guérie.

On examine de nouveau les poumons et on constate les modifications suivantes :

Sommet à droite et à gauche, 5 centimètres.

Limite externe des deux côtés est égale à 12 centimètres.

Isthme droit, 6 centimètres et demi; isthme gauche, 7 centimètres et demi.

Les limites postérieures des deux côtés vont jusqu'à la 2e vertèbre dorsale.

A la *percussion*, obscurité du son, au sommet droit, dans la fosse sus-épineuse jusqu'à l'épine. Son très légèrement obscure sur une largeur de 3 centimètres dans la fosse sous-épineuse droite.

A gauche, partout sonorité normale, sans résonance.

A l'*auscultation*, on entend, au sommet droit, l'inspiration rude ; dans la fosse sus-épineuse, de même avec l'expiration prolongée.

Au sommet gauche, inspiration rude ; dans la fosse sus-épineuse, l'inspiration légèrement saccadée.

La malade part pour la campagne et se présente à la consultation, dans un état général excellent, le 21 juillet.

L'*examen physique* révèle l'amélioration de tous les signes.

Isthme droit, 7 centimètres. Isthme gauche, 8 centimètres.

Limite externe à droite, 12 centimètres et demi ; à gauche, 13 centimètres.

Les limites inférieures du poumon droit sont moins mobiles que du côté gauche.

A la percussion, son fortement obscur au sommet droit, moins obscur dans la fosse sus-épineuse ; très légèrement obscur dans la région claviculaire jusqu'à la 2e côte, et sur une étendue moindre, dans la fosse sous-épineuse.

A l'auscultation, au sommet droit, on entend encore la respiration voilée rude ; dans la fosse sus-épineuse, respiration rude et des râles ronflants ; dans l'espace interscapulaire, inspiration un peu rude ; dans la fosse sous-épineuse, respiration affaiblie, en comparaison avec le côté gauche. Dans la région claviculaire droite, respiration vésiculaire. Dans toute l'étendue du poumon gauche, respiration vésiculaire.

OBSERVATION IV.

M... K..., 22 ans, coiffeuse, entre à la clinique le 27 janvier 1903. Père mort d'une cause inconnue ; mère vivante et bien portante.

Dans l'enfance a eu la fièvre miliaire.

La malade a été toujours bien portante. A la fin de novembre 1902, elle a eu une influenza, elle était alitée pendant 14 jours. Quelque temps après, elle a eu une laryngite. Pendant sa convalescence, le 25 janvier 1903, après un fort refroidissement, la malade ressentit de violents points dans le côté droit, toussa beaucoup, a rendu des crachats jaunâtres, a eu de la fièvre, éprouva des maux de tête, et transpira abondamment dans la nuit. Le lendemain elle a eu des vomissements, ce qui l'a déterminé à entrer à l'hôpital.

Thorax faiblement développé. Les creux claviculaires sont plus prononcés à droite.

Topographie pulmonaire et caractères de la percussion.

Sommet droit, 3 centimètres ; sommet gauche, 4 centimètres.

Limite externe des deux côtés est égale à 14 centimètres.

Limite supérieure du poumon droit à la hauteur de la 1re vertèbre dorsale, tandis qu'à gauche elle est à la hauteur de la 7e vertèbre cervicale. Matité avec son tympanique aux deux sommets; matité dans la fosse sus-épineuse droite; obscurité du son, à droite, dans la région claviculaire jusqu'à la 3e côte, et à gauche jusqu'à la 2e côte; son obscur, à gauche, dans la fosse sous-épineuse, sur une largeur de 3 centimètres.

Examen stéthoscopique des poumons : A droite, dans la région claviculaire jusqu'à la 3e côte, respiration saccadée, râles humides; dans la fosse sus-épineuse, inspiration voilée et rude; dans l'espace interscapulaire, quelques craquements; dans la fosse sous-épineuse, respiration vésiculaire, un peu affaiblie. Au sommet gauche, respiration vésiculaire aiguë; sous la clavicule jusqu'à la 3e côte, respiration un peu saccadée. Dans la fosse sus-épineuse, l'expiration prolongée.

La malade tousse très peu. On trouve dans ses crachats nummullaires, muco-purulents, des fibres élastiques isolées, de nombreux diplo et streptocoques.

Poids, 118 livres.

Le 4 *février*, on commence les injections de sérum antistreptococcique de Menzer, qui provoquent un peu de lassitude, légère élévation de la température (0°,5-0°,8) au début du traitement, augmentent les râles et points de côté.

En tout, la malade a reçu pendant son séjour à la clinique, qui a duré 63 jours, 32 centimètres cubes de sérum en 13 injections (doses 1-4 cmc. 500).

Le 27 *mars*, on soumet la malade à l'épreuve de la tuberculine.

L'injection de 0,0015 de tuberculine ne provoque aucune réaction, excepté une légère lassitude.

Le 29 et le 30, pas de réaction à la suite de l'injection de 2 cmc. 5 et de 2 centimètres cubes de sérum antistreptococcique.

Disparition complète de la toux et de l'expectoration.

Poids, 132 livres et demie, par conséquent elle a engraissé de 14 livres et demie.

Le 31, la malade est renvoyée de la Charité comme guérie.

Dernier examen donne les résultats suivants :

Sommet droit, 4 centimètres; sommet gauche, 4 cm. 5.

Isthme droit, 6 cm. 5; isthme gauche, 7 cm. 5.

Limites supérieure et inférieure du poumon droit, un peu moins mobiles qu'à gauche. Limite supérieure est à la hauteur de la 7e vertèbre cervicale des deux côtés. La limite postérieure du poumon droit s'étend jusqu'à la hauteur de l'apophyse de la 3e vertèbre dorsale, à gauche de la 2e vertèbre dorsale.

A la *percussion*, au sommet droit, son un peu plus obscur et plus élevé qu'au sommet gauche. Dans la partie externe de la fosse sus-épineuse droite, son très légèrement obscur.

Poumon gauche, sonorité normale.

A l'*auscultation*, au sommet droit, l'expiration un peu prolongée; l'inspiration rude dans la fosse sus-épineuse et dans la région axillaire des deux côtés.

Au sommet gauche, inspiration rude.

Partout ailleurs, respiration vésiculaire.

La malade s'est présentée de nouveau le 12 avril, et l'examen physique a donné sensiblement les mêmes résultats qu'auparavant.

La radiographie montre que les sommets n'apparaissent pas aussi clairs et transparents que dans l'état normal.

Observation V.

A. Neum..., 22 ans, repasseuse, entre à la clinique le 27 janvier 1903. Père mort d'hémorragie pulmonaire, mère asthmatique, sœurs bien portantes.

Dans l'enfance a eu la rougeole, la scarlatine, la diphtérie.

Depuis ces maladies infectieuses la malade dit avoir été toujours bien portante.

Le 20 *janvier* elle a eu de violents points de côté, ainsi que de la toux, suivie d'expectoration abondante et de fortes sueurs dans la nuit.

La malade, d'une bonne constitution, a une figure pâle, les muqueuses décolorées. Température à l'entrée, 36°,3. L'examen laryngologique montre que la muqueuse des plis arythénoïdiens est très gonflée, les cordes vocales rouges.

Thorax légèrement aplati. Les creux claviculaires à droite se dilatent pendant l'inspiration moins bien qu'à gauche.

Topographie pulmonaire donne les limites suivantes :

Sommet droit, 3 centimètres; sommet gauche, 4 cm. 5. La limite supérieure du poumon droit à la hauteur de la 1re vertèbre dorsale; la gauche, normale. Limite externe à droite, 13 centimètres; à gauche, 14 centimètres.

A la *percussion*, on trouve au sommet droit le son un peu plus obscur et tympanique qu'à gauche; à droite, forte obscurité du son dans la fosse sus-épineuse jusqu'à l'épine, qui devient plus claire dans l'espace interscapulaire, pour donner place à la sonorité normale à la base; à droite, son légèrement obscur dans la région claviculaire jusqu'à la 3e côte et, à gauche, dans la fosse sus-épineuse.

A l'*auscultation* : à droite, inspiration rude au sommet, respiration vésiculaire aiguë dans la région claviculaire; dans la fosse sus-épineuse, quelques craquements pendant l'inspiration; dans l'espace interscapulaire, de nombreux râles humides à la fin de l'inspiration; à la base, expiration bronchique, nombreux râles à bulles moyennes, frottements pleurétiques.

A gauche, respiration vésiculaire aiguë au sommet et dans la région sous-claviculaire; partout ailleurs, respiration normale.

Augmentation des vibrations thoraciques à droite.

La malade tousse beaucoup, a une expectoration glaireuse abondante, où on trouve de nombreux diplocoques et streptocoques; point de bacilles tuberculeux.

Poids, 111 livres.

Le 4 *février*, on commence le traitement antistreptococcique.

La malade réagit aux injections du sérum par l'augmentation de la toux et de l'expectoration, éprouve des maux de tête et des points dans le côté droit. Dans les crachats, pas de bacilles de Koch.

La *radiographie*, prise le 16 avril par le professeur Grunmach, montre que les deux sommets apparaissent légèrement assombris; dans la région sous-claviculaire, le poumon droit est plus foncé que le gauche. A gauche, de forts rayons sombres, qui figurent probablement les ganglions trachéo-bronchiques, s'étendent jusqu'au diaphragme. A droite, la zone claire au-dessus de la limite inférieure normale du poumon ne s'étend que sur une largeur de deux travers de doigt. A la base se trouve un assombrissement assez prononcé, qui se déplace faiblement pendant la respiration (plèvre épaissie ?).

La malade reste à la clinique 94 jours, pendant lesquels elle a reçu en tout 40 centimètres cubes du sérum de Menzer en 18 injections.

A la fin du traitement, la température ne réagissait plus à l'injection d'une dose de 4 centimètres cubes du sérum.

Le 2 *mai*, la malade quitte la Charité comme guérie.

Poids, 121 livres, donc elle a profité d'une augmentation de 10 livres.

Torax plus bombé qu'à l'entrée. Les parties supérieures de la cage thoracique se déplacent mieux, le sommet droit moins bien que le gauche. A droite, la limite supérieure est à la hauteur de la 7e vertèbre cervicale, sa limite postérieure s'étend jusqu'à l'apophyse de la 4e vertèbre dorsale, tandis qu'à gauche elle n'est qu'à la hauteur de la 2e vertèbre.

Isthme droit, 4 centimètres et demi; isthme gauche, 5 centimètres et demi.

A la *percussion*, à droite, une forte obscurité du son persiste dans la partie la plus externe de la fosse sus-épineuse.

Son clair, dans la région claviculaire des deux côtés.

A l'*auscultation* : à droite, la respiration un peu rude dans la fosse sus-épineuse; respiration très légèrement affaiblie, en comparaison avec le poumon gauche; partout ailleurs, dans toute l'étendue du poumon jusqu'à la base on entend le murmure vésiculaire.

La muqueuse du larynx, ainsi que la partie postérieure des cordes vocales, est un peu rouge. On constate un peu de gonflement dans la paroi postérieure des plis arythénoïdiens.

Observation VI.

M. Has..., 25 ans, cuisinière, entre à la clinique le 6 février 1903.

Parents vivants et bien portants.

Mari mort de phtisie pulmonaire en 1900.

Un enfant mort de broncho-pneumonie à l'âge de 7 mois; une fillette de 8 ans, atteinte de tuberculose pulmonaire, est soignée actuellement à la Charité.

Dans l'enfance, la malade a eu la diphtérie, puis la chloro-anémie et une attaque de rhumatisme articulaire aigu.

Depuis deux ans la malade se plaint de points dans les côtés, de la toux et de l'expectoration, qui surviennent chaque fois au printemps et en automne.

Au mois de mai 1902, la malade a eu un crachement de sang.

A cette époque elle se plaignait de lassitude et de douleurs violentes dans le côté droit et dans le dos, elle avait aussi des sueurs pendant la nuit.

Le 2 *février* 1903, la malade a été prise d'une seconde hémoptysie et d'une toux opiniâtre qui a résisté à la médication énergique qu'on a appliquée de suite.

Thorax normal ; la respiration se fait régulièrement des deux côtés.

Les limites pulmonaires sont les suivantes :

Poumon droit : sommet, 3 centimètres et demi. Isthme, 6 centimètres. Limite externe, 14 centimètres.

Poumon gauche : sommet, 4 centimètres. Isthme, 5 centimètres. Limite externe, 13 centimètres.

A la *percussion*, on trouve, à droite : de la matité au sommet, avec son tympanique dans la partie la plus externe de la fosse sus-épineuse, de la submatité et, dans la région claviculaire, obscurité du son jusqu'à la 3e côte.

A gauche : au sommet, submatité et son légèrement tympanique ; dans la région claviculaire, submatité et son tympanique ; dans la fosse sus-épineuse, légère obscurité du son.

A l'*auscultation*, à droite, au sommet, inspiration voilée, quelques râles isolés, expiration bronchique ; dans la région claviculaire, inspiration saccadée, mêmes râles ; à partir de la 2e côte, respiration vésiculaire ; dans la fosse sus-épineuse, inspiration voilée, râles assez nombreux ; dans la fosse sous-épineuse, respiration vésiculaire aiguë ; dans l'espace interscapulaire, de même avec respiration prolongée.

A gauche, on entend, au sommet, la respiration vésiculaire aiguë, expiration prolongée, craquements isolés ; dans la région claviculaire, quelques râles humides, qui deviennent plus nombreux vers la base du poumon ; dans la fosse sus-épineuse, inspiration rude, expiration prolongée ; de même dans l'espace interscapulaire ; dans la fosse sus-épineuse, respiration vésiculaire aiguë.

Toux assez fréquente, surtout le matin. Expectoration copieuse ; crachats verdâtres, muco-purulents, nummulaires, contiennent de nombreux diplocoques et des bacilles tuberculeux isolés.

Poids, 126 livres et demi.

La *radiographie* est prise le 11 avril. Dans l'examen postéro-antérieur, on voit *un obscurcissement anormal dans les deux sommets.*

En outre, une ombre, se prolongeant de haut en bas avec une intensité décroissante, s'étend des deux clavicules vers les parties inférieures de la région ; cette ombre *voile tout le poumon des deux côtés* ; même pendant l'inspiration profonde, les parties désignées des poumons ne s'éclaircissent pas distinctement.

Réaction au sérum antistreptococcique de Menzer (dose 1-5 centimètres cubes).

Après les injections, la malade éprouvait habituellement un mal de tête et la toux devenait plus forte.

Quelquefois, surtout au début du traitement, on observait l'inflammation des amygdales et le gonflement des ganglions lymphatiques du cou. Plusieurs fois on a constaté une augmentation considérable de râles. Élévation de la température de 0°,5 à 1°.

En 100 jours la malade a reçu en tout 56 centimètres cubes du sérum en 26 injections.

Le 16 *mai*, on examine de nouveau la malade avant sa sortie de l'hôpital.

A la percussion, on constate une forte obscurité de son au sommet droit et à la fosse sus-épineuse ; dans la région claviculaire, le son est obscur jusqu'à la 3e côte.

A gauche, au sommet, légère obscurité du son ; dans la région scapulaire jusqu'à la moitié de l'omoplate, matité ; dans la région claviculaire, obscurité du son qui dépasse la matité du cœur.

Examen stéthoscopique des poumons : à droite, au sommet, inspiration voilée, expiration bronchique, quelques râles humides ; sous la clavicule, inspiration légèrement bronchique, avec sonorité exagérée ; râles humides. A partir de la 3e côte, respiration vésiculaire aiguë.

A droite, dans la fosse sus-épineuse, de même que dans l'espace interscapulaire, inspiration couverte par de nombreux râles, expiration bronchique. A la base, murmure vésiculaire.

A gauche, dans la région claviculaire, respiration voilée, craquements isolés ; sous la clavicule, les bruits respiratoires sont couverts par des râles crépitants. Dans la fosse sus-épineuse, inspiration broncho-vésiculaire aiguë et craquements isolés ; de même, dans l'espace interscapulaire ; à la base, respiration vésiculaire aiguë.

La *radiographie* prise le 14 mai donne essentiellement les mêmes rapports que dans l'examen précédent.

La toux et un peu d'expectoration persistent encore.

Poids, 150 livres, donc augmentation de 23 livres et demie.

La malade se présente à la consultation le 21 juillet, deux mois après sa sortie de la clinique.

L'*examen physique* de l'appareil pulmonaire donne les signes suivants :

Poumon droit : sommet, 4 centimètres et demi. Isthme, 6 centimètres. Limite externe, 13 centimètres.

Poumon gauche : sommet, 4 centimètres et demi. Isthme, 6 centimètres et demi. Limite externe, 13 centimètres.

Les limites inférieures des deux poumons se trouvent à la hauteur de la 12e vertèbre dorsale.

Le déplacement respiratoire des deux sommets est médiocre.

A la *percussion*, on trouve de l'obscurité du son au sommet droit et dans la fosse sus-épineuse jusqu'à la moitié de l'omoplate. Obscurité du son dans la région claviculaire jusqu'à la 3e côte.

A gauche, obscurité du son au sommet, dans la fosse sus-épineuse ; en avant, elle dépasse la matité du cœur.

A l'*auscultation*, à droite, on entend dans la région claviculaire supérieure pendant l'inspiration quelques râles, expiration bronchique. Sous la clavicule, respiration bronchique ; à partir de la 3e côte vers le bas, respiration vésiculaire aiguë.

Dans la fosse sus-épineuse, inspiration voilée, quelques râles en partie sonores, expiration bronchique. Dans l'espace interscapulaire, de nombreux râles ; à la base, inspiration broncho-vésiculaire.

A gauche : au sommet, inspiration aiguë, expiration bronchique. Sous la clavicule, inspiration broncho-vésiculaire, des râles isolés à petites bulles ; à la base, respiration normale.

Dans la fosse sus-épineuse, inspiration broncho-vésiculaire, des craquements isolés.

Poids, 140 livres et demie ; depuis sa sortie de l'hôpital la malade a perdu 9 livres et demie, néanmoins ça fait une augmentation de 14 livres depuis qu'elle est tombée malade.

Observation VII.

M. Zac..., 22 ans, entre à la clinique le 9 février 1903.

A l'âge de 16 ans, la malade toussait et avait des points de côté.

Il y a un an, elle a eu de nouveau des points dans les côtés, toussa et a craché du sang.

Vers la fin de janvier 1903, la malade ressentit de violents points de côté, a eu une expectoration muco-purulente ; elle a été soignée d'abord dans le dispensaire antituberculeux du professeur Wolff ; mais, comme son état empirait toujours, on l'a transportée à la Charité. La malade a le facies hectique.

De taille moyenne ; thorax étroit et aplati ; les épaules très tombantes ; les creux claviculaires plus marqués à gauche. Pendant la respiration profonde, la partie supérieure gauche de la cage thoracique reste distinctement en arrière.

Topographie pulmonaire et caractères de la percussion :

A droite : sommet, 4 centimètres ; isthme, 6 centimètres et demi ; limite externe, 13 centimètres.

A gauche : sommet, 4 centimètres ; isthme, 7 centimètres ; limite externe, 13 centimètres et demi.

A droite, obscurité du son au sommet et en avant jusqu'au bord supérieur de la 2e côte ; son légèrement obscur dans la fosse sus-épineuse et dans la fosse sous-épineuse, à partir de l'angle de l'omoplate.

A gauche, l'examen physique montre au sommet une matité avec son fortement tympanique ; dans la région sous-claviculaire, le son obscur descend vers la matité cardiaque ; en arrière dans la région scapulaire, son manifestement obscur jusqu'à la moitié de l'omoplate.

A l'*auscultation*, à droite, on entend au sommet inspiration vésiculaire aiguë, expiration un peu prolongée ; en avant jusqu'à la 2e côte, respiration bronchique ; dans la fosse sus-épineuse, inspiration rude ; à la fin, râles isolés. Dans l'espace interscapulaire, inspiration légèrement bronchique aiguë avec résonance ; à la base, inspiration rude, un peu affaiblie.

A gauche, respiration couverte par des râles à bulles moyennes au sommet ; dans la région claviculaire, les râles augmentent vers les parties inférieures ; dans la région axillaire, craquements isolés ; dans la fosse sus-épineuse, inspiration voilée, râles assez nombreux pendant l'expiration ; de même dans l'espace interscapulaire ; à la base, respiration normale.

La malade tousse beaucoup, a une expectoration abondante muco-purulente ; les crachats contiennent de nombreux bacilles de Koch, diplocoques et streptocoques.

Poids, 109 livres et demie.

Radiographie le 11 avril. Dans la fosse sus-claviculaire à gauche, on voit un fort assombrissement, opacité, tandis que la fosse à droite apparaît claire et transparente. En outre, le poumon gauche dans ses parties supérieures ne s'éclaircit pas pendant l'inspiration profonde autant qu'à l'état normal. Sous la clavicule gauche, on observe une image assez claire de forme ovoïde, qui se dirige dans l'intérieur à partir de la fossette de Mohrenheim (les Allemands appellent ainsi la partie la plus externe de la fosse sous-claviculaire). Dans la sphère des vaisseaux du hile droit on constate une ombre anormale.

Le 11 *février* on commence les injections du sérum antistreptococcique de Menzer (dose un demi à 1 centimètre cube). Presque après chaque injection, on observe une augmentation de la toux, des râles et de l'expectoration.

La malade est très sensible au sérum, et la température réactionnelle est très irrégulière, elle oscille entre 0°,4 et 1°,4 et persiste de 1 à 5 jours. La quantité de sérum injecté jusqu'au 23 juillet est de 12 centimètres cubes en 15 fois.

Le traitement a été rendu difficile les premiers temps par le manque d'appétit, par la constipation chronique, dont la malade souffre depuis des années.

Une amélioration est survenue dans ce sens que la toux et l'expectoration abondante ont disparu complètement.

L'état général est bon, quoique la malade a maigri de quelques livres depuis le commencement de l'emploi du sérum antistreptococcique, et cela, malgré les précautions rigoureuses du dosage (0,3-0,5-1 centimètres cubes), malgré les intervalles réitérés de 8 à 14 jours de repos.

Le 26 *mai*, subitement survint l'hémoptysie (20 jours après la dernière injection du sérum), qui a abattu fortement la malade au physique et au moral.

On a suspendu les injections du sérum pour 8 jours.

Malgré la bonne santé dont la malade jouit actuellement, elle a le plus souvent, le soir, une élévation de la température qui atteint 37°,5.

Le 20 *juillet*, on l'examine de nouveau, et on constate que les limites inférieures des deux côtés sont assez mobiles.

A droite : sommet, 4 centimètres et demi ; isthme, 5 centimètres et demi ; limite externe, 11 centimètres et demi.

A gauche : sommet, 3 centimètres et demi ; isthme, 5 centimètres et demi ; limite externe, 12 centimètres un tiers.

A la *percussion*, on trouve, au sommet droit, son légèrement obscur, une forte matité dans la fosse sus-épineuse, de la matité en avant jusqu'à la 2e côte.

A gauche, son très tympanique au sommet ; en avant, la matité se confond avec celle du cœur, son obscur, tympanique ; sous l'aisselle, il est seulement obscur, non tympanique ; de même à la base gauche ; dans la fosse sus-épineuse, forte matité.

A l'*auscultation*, à droite, inspiration affaiblie, expiration légèrement prolongée au sommet ; sous la clavicule, expiration prolongée ; dans la fosse sus-épineuse, inspiration vésiculaire, expiration bronchique ; à la base, murmure affaibli.

A gauche, au sommet, respiration voilée, râles à bulles moyennes ; sous l'aisselle, râles isolés ; dans la fosse sus-épineuse, respiration voilée, à la fin de l'inspiration quelques râles crépitants, de même entre les omoplates. A la base, respiration vésiculaire aiguë.

Radiographie du 20 juillet :

Le poumon droit ne s'éclaircit pas dans la région sous-claviculaire autant qu'à l'état normal. En outre, l'ombre sous la clavicule gauche apparaît beaucoup plus claire qu'à l'examen précédent ; par contre le sommet gauche est fortement assombri de même que le sommet droit, mais à un degré moindre.

Poids, 100 livres, donc une perte de 9 livres et demie depuis le traitement par le sérum antistreptococcique.

La malade reste en observation.

Observation VIII.

M. Kub..., âgée de 12 ans, est admise à la clinique le 15 février 1903.

Depuis la fin janvier, la fillette se sentait mal à son aise.

Elle a eu des frissons et des maux de tête, qui l'ont obligée à s'aliter. Actuellement elle se plaint d'une légère sensibilité dans la région iléo-cæcale.

La malade est une enfant d'une constitution délicate, avec une figure pâle, amaigrie. L'état général est mauvais.

Présente une micro-polyadénite cervicale.

A l'entrée, rougeur du pharynx.

Thorax légèrement bombé. Les creux claviculaires peu marqués.

Sommet droit de 3 centimètres et demi, à gauche de même.

A la *percussion*, son légèrement obscur dans la fosse sus-épineuse à droite. Dans toute l'étendue du poumon gauche, sonorité normale.

A l'*auscultation*, on entend à droite, respiration aiguë au sommet ; respiration rude, râles isolés dans la fosse sus-épineuse ; dans l'espace interscapulaire, pendant l'expiration, des craquements ; de même dans la fosse sous-épineuse, respiration voilée.

Au sommet gauche, respiration affaiblie ; dans la fosse sous-épineuse, expiration prolongée, râles secs ; dans la fosse sous-épineuse et entre les omoplates, craquements secs isolés, surtout pendant l'expiration.

Radiographie le 25 avril.

Les deux sommets fonctionnent normalement, le droit paraît plus profond et ne s'éclaircit pas aussi bien que le gauche.

En général, on peut dire que la différence entre les images claire et sombre pendant l'inspiration et l'expiration, n'est pas aussi bien prononcée qu'à l'état normal.

La toux et l'expectoration n'existent pas (toux disparue depuis le 20 février).

Poids, 51 livres.

Depuis le 15 février jusqu'au 8 mars la malade a une fièvre à type intermittent, sans symptômes locaux distincts, sauf les râles bronchitiques, qu'on pouvait entendre au début dans les régions différentes des poumons.

Quand, après la chute de la fièvre, les symptômes du côté des poumons ont persisté, on a commencé le traitement par le sérum antistreptococcique.

Réaction au sérum (dose un demi à 1 cmc. 5) a consisté en : maux de tête, toux, élévation de la température à 1-2°, augmentation de râles de bronchite.

En tout la malade a reçu 6 centimètres cubes du sérum de Menzer.

Dernier examen. — L'inflammation des glandes du cou a diminué de beaucoup.

Le creux sous-claviculaire droit plus marqué que le gauche.

Le sommet droit se dilate moins bien que le gauche.

A droite : sommet, 4 centimètres. Isthme, 5 centimètres. Limite externe, 10 centimètres et demi.

A gauche : sommet, 5 centimètres. Isthme, 6 centimètres. Limite externe, 10 centimètres et demi.

La limite postérieure du poumon droit s'étend jusqu'à l'apophyse de la 3e vertèbre dorsale ; à gauche, à la hauteur de la 2e vertèbre dorsale.

A la *percussion*, son légèrement affaibli au sommet droit, de la submatité dans la fosse sus-épineuse et en avant, jusqu'à la 2e côte.

A gauche, sonorité normale.

A *l'auscultation*, à droite respiration affaiblie, au sommet et dans la fosse sous-épineuse ; expiration bronchique à ton élevé dans la fosse sus-épineuse.

Dans toute l'étendue du poumon gauche, murmure vésiculaire.

La *radiographie* prise le 30 mai montre que l'examen du 25 avril n'a pas subi de grandes modifications.

Une ombre assez forte dans la région des glandes trachéobronchiques.

Toux et expectoration font défaut.

Poids, 64 livres, par conséquent la malade a engraissé de 13 livres.

Le 30 mai, la malade sort de la clinique comme guérie.

Observation IX.

A. She..., 26 ans, domestique, entre à la clinique le 3 mars 1903. Chlorose, opération de la cataracte, suppuration de l'oreille dans les antécédents de la malade.

En 1899, la malade a eu des points dans l'omoplate gauche.

Elle se plaignait à cette époque de la toux, de l'expectoration, de maux de tête, de lassitude générale; en 1901, amélioration de tous ces symptômes au point qu'elle reprenne son travail.

En 1902, aggravation nouvelle; l'expectoration surtout est devenue plus abondante; elle quitte son service le 2 mars et rentre le lendemain à la Charité.

La malade, d'une constitution délicate, a la figure pâle, amaigrie. Pas d'adénites.

La musculature et le pannicule adipeux sont peu développés. Thorax aplati; les omoplates en forme d'ailes, surtout l'épaule droite pend. Le creux claviculaire plus marqué à droite. Respiration à type abdominal.

A droite : sommet, 6 centimètres; isthme, 5 centimètres; limite externe, 11 centimètres.

A gauche : sommet, 5 centimètres; isthme, 6 centimètres; limite externe, 12 centimètres.

Limite postérieure du poumon droit va jusqu'à la hauteur de la 4ᵉ vertèbre dorsale, à gauche de la 2ᵉ vertèbre dorsale.

A la *percussion*, à droite, matité du sommet jusqu'au bord supérieur de la 3ᵉ côte; son presque complètement vide dans la fosse sus-épineuse.

A gauche, matité du sommet jusqu'au bord supérieur de la 2ᵉ côte; dans la fosse sus-épineuse, matité, son tympanique; dans la fosse sous-épineuse, son obscur sur une étendue de 3 centimètres et demi.

A l'*auscultation*, à droite, au sommet, inspiration voilée, râles isolés et craquements aux deux temps de la respiration.

En avant jusqu'à la 2ᵉ côte, mêmes signes, râles humides peu nombreux; plus bas, respiration bronchique plus prononcée, moins de râles; dans la fosse sus-épineuse, respiration bronchique couverte par des râles secs; respiration aiguë dans l'espace interscapulaire et à la base.

A gauche : au sommet, inspiration aiguë un peu bronchique avec résonance; dans la région claviculaire, inspiration rude et voilée en avant; plus bas, respiration normale; dans la fosse sus-épineuse, expiration prolongée, craquements isolés; respiration vésiculaire aiguë sous l'aisselle, dans l'espace interscapulaire et à la base.

Toux moyenne. Expectoration muco-purulente contient de nombreux bacilles de Koch, en outre de diplo et streptocoques.

Poids, 95 livres et demie.

Radiographie du 16 avril. — Dans la région claviculaire droite on constate un épaississement sur une largeur de deux travers de doigt. Dans la radioscopie postéro-antérieure, le sommet droit apparaît sombre et ne s'éclaircit pas pendant l'inspiration profonde, tandis que le sommet gauche se montre beaucoup plus clair. Les autres parties des poumons semblent normales.

Réaction au sérum antistreptococcique (dose 0,5-5 centimètres cubes : le plus souvent, surtout au début du traitement, apparition après chaque injection des râles, de la toux et de l'expectoration. Rejet en masse de bacilles tuberculeux.

Élévations de la température de 0°,5 à 1°,5.

En trois mois on lui a injecté en tout 68 centimètres cubes de sérum.

La malade a été traitée plus tard (à partir du 14 juin) aussi par un nouveau produit « le tuberculol » du docteur Landman avec des doses progressives de 0 cmc. 0005 jusqu'à 0 cmc. 005.

Le *7 juillet* on examine de nouveau la malade et on trouve que les limites inférieures sont bien mobiles.

A droite : sommet, 3 centimètres et demi ; à gauche, 4 centimètres et demi ; l'isthme des deux côtés est de 6 centimètres. La limite postérieure des deux côtés est à la hauteur de la 2e vertèbre dorsale. Sommet gauche peu mobile.

A la *percussion*, à droite, dans la région claviculaire, son obscur jusqu'au bord supérieur de la 3e côte ; dans la fosse sus-épineuse, son presque complètement vide.

A gauche, en haut, en arrière, son obscur jusqu'à la moitié de l'omoplate ; dans la région claviculaire, son un peu obscur jusqu'au bord supérieur de la 2e côte.

A l'*auscultation*, à droite, au sommet, inspiration vésiculaire; à la fin, râles isolés, expiration bronchique.

Dans la région claviculaire, respiration broncho-vésiculaire; plus bas, respiration saccadée. Dans la fosse sus-épineuse et dans l'espace interscapulaire, inspiration rude, expiration bronchique; à la base, inspiration affaiblie.

A gauche, au sommet, inspiration rude un peu saccadée; dans la région claviculaire, inspiration saccadée.

Dans la fosse sus-épineuse, râles humides isolés, respiration aiguë; à la base, dans ses parties les plus déclives, inspiration un peu saccadée.

Deuxième radiographie. — Le sommet droit montre la même image foncée qu'à l'examen précédent; en outre, on constate que la région sous-claviculaire droite s'éclaire maintenant davantage; néanmoins pas si fortement que les parties correspondantes du poumon gauche.

Poids, 104 livres et demie, donc augmentation de 9 livres.

OBSERVATION X.

Mar. J..., 13 ans, a été admise à la clinique le 7 mars 1903.

Père mort de phtisie pulmonaire. Mère bien portante. Sœur atteinte de tuberculose pulmonaire.

Dans l'enfance a eu la rougeole et la scarlatine.

Maladie actuelle date de 3 ans. En été 1902, elle a séjourné 2 mois dans un sanatorium pour un catarrhe trachéo-bronchique.

A eu un crachement de sang.

En hiver 1903 a toussé beaucoup. Le 1er mars, la malade a eu de la fièvre, s'est alitée en se plaignant de points dans le côté gauche, de toux très pénible et de sueurs profuses surtout dans la nuit.

La malade est une fillette, d'une constitution délicate, avec une ossature grêle, amaigrie, avec une figure pâle et les muqueuses décolorées.

Tégument cutané anémié, légèrement moite. Température, 36°,9.

La malade était dans un tel état de faiblesse que, pendant le premier examen pratiqué dans le lit, elle s'évanouit.

Le 12 *mars*, à l'examen, on trouve :

Thorax étroit. Omoplates en forme d'ailes. Les creux claviculaires plus marqués à droite. Respiration légèrement accélérée. Pendant l'inspiration profonde, la partie supérieure de la cage thoracique à droite reste en arrière en comparaison avec le côté gauche.

A droite, les limites sont : sommet, 4 centimètres. Isthme, 5 centimètres. Limite externe, 10 centimètres.

A la *percussion*, en avant, son obscur jusqu'à la 2e côte, et en arrière, dans la fosse sus-épineuse, légère obscurité dans une étendue large de 6 centimètres et longue de 3 centimètres à droite du rachis.

A gauche, dans la fosse sous-épineuse, son obscur sur une largeur de 4 centimètres.

Les vibrations thoraciques un peu affaiblies.

A l'*auscultation*, à droite : au sommet, respiration vésiculaire; en avant, jusqu'à la 2e côte, inspiration saccadée, expiration prolongée ; plus bas, respiration rude.

Dans la fosse sus-épineuse, inspiration rude, des bouffées de râles ronflants et de craquements ; dans l'espace interscapulaire, expiration bronchique très prolongée avec de nombreux craquements.

A gauche : au sommet, à la fin de l'inspiration craquements, respiration voilée. Dans la région claviculaire jusqu'à la 3e côte, inspiration saccadée avec une expiration bronchique fortement prolongée. Dans la fosse sus-épineuse, inspiration rude, expiration prolongée avec une bouffée de craquements et râles ronflants ; de même dans l'espace interscapulaire, sans râles. A la base, respiration bronchique avec des râles à grosses bulles et en partie sonores.

Toux assez forte. Expectoration abondante, nummullaire,

muco-purulente, contient une masse de diplocoques et streptocoques, point de bacilles tuberculeux.

Poids, 63 livres et demie.

Radiographie le 25 avril : pendant l'inspiration la fosse sous-épineuse à gauche s'éclaire moins bien que normalement. Les ganglions du hile du poumon sont visiblement épaissis. En général, on peut dire que le constraste entre l'inspiration et l'expiration n'est pas entièrement le même que dans les cas normaux).

Réaction au sérum antistreptococcique de Menzer (dose au début du traitement, un demi à 1 centimètre, s'élevant plus tard à 5 centimètres.

A la suite de l'injection : augmentation de la toux, apparition des râles et de points, surtout dans le côté gauche.

En 99 jours, elle a reçu en tout 74 centimètres cubes de sérum, réparti en 35 injections. Élévation de la température n'a pas dépassé 37°,7.

Le 16 *juin*, la malade quitte la clinique pour entrer dans la maison de convalescence de Schönholtz, où elle suivra le traitement antistreptococcique.

A droite, sommet, 4 centimètres et demi ; isthme, 6 centimètres ; limite externe, 10 centimètres et demi.

A gauche, sommet, 4 centimètres et demi ; isthme, 6 centimètres et demi ; limite externe, 11 centimètres.

A la *percussion*, on trouve au sommet droit le son un peu plus court qu'à gauche ; en outre, pendant l'inspiration profonde, il ne s'éclaircit pas aussi fortement qu'à gauche.

A droite, en arrière, en haut de la ligne du milieu du rachis jusqu'à peu près 7 centimètres en dehors et en bas, limitée par l'épine de l'omoplate, un léger affaiblissement du son en comparaison avec le côté gauche ; de même dans la fosse sous-épineuse sur une largeur de 2 centimètres.

A gauche, dans la fosse sous-épineuse, son affaibli sur une largeur de 3 centimètres.

A l'*auscultation* à droite, au sommet, respiration aiguë ; dans la fosse sus-épineuse, inspiration rude ; dans la fosse sous-épineuse, respiration un peu affaiblie.

A gauche, sous la clavicule, inspiration encore un peu saccadée.

Dans la fosse sous-épineuse et à la base, à la fin de l'inspiration et pendant l'expiration, frottements de râles isolés.

Radiographie. — Légère opacité à la base du poumon gauche ; ailleurs, pendant l'inspiration, les poumons dans toute l'étendue s'éclaircissent bien.

Poids, 81 livres ; la malade a profité pendant son séjour à la Charité de 17 livres et demie.

Observation XI.

L. Has...., enfant de 8 ans, a été admise à la clinique le 19 mars 1903. Père mort de phtisie pulmonaire, en 1900; sœur morte en bas âge de broncho-pneumonie ; mère atteinte de phtisie pulmonaire. L'enfant n'a commencé à marcher qu'à l'âge de 4 ans, elle présente encore des signes de rachitisme. A eu des bronchites réitérées. En 1900 la diphtérie, a été trachéotomisée, et plus tard la rougeole.

Depuis les dernières maladies infectieuses, l'enfant se plaint d'une grande faiblesse, de points dans le côté, tousse beaucoup et a une abondante expectoration.

La fillette, d'un caractère tranquille, montre une vive intelligence. La partie supérieure de la cage thoracique pendant la respiration profonde se dilate moins bien à droite.

Sommet gauche, 2 centimètres, déplacement respiratoire assez mobile. Limite supérieure du poumon droit à la hauteur de la deuxième vertèbre dorsale.

A la *percussion*, au sommet droit, son complètement obscur, ayant pour limites, en arrière, l'épine de l'omoplate, en avant la deuxième côte.

A gauche : au sommet, complète obscurité du son.

A l'*auscultation*, à droite, respiration bronchique, au sommet ; respiration saccadée, un peu aiguë, quelques râles ronflants aux deux temps de la respiration sous la clavicule ; dans la fosse sus-épineuse, respiration bronchique, râles ronflants et en partie un peu sonores ; dans la fosse sous-épineuse, inspiration un peu rude, expiration prolongée, quelques craquements et râles ronflants.

A gauche, sous la clavicule, respiration saccadée aiguë ; dans la fosse sus-épineuse, pendant l'inspiration, râles ronflants isolés et craquements, de même dans la fosse sous-épineuse, en plus les bruits respiratoires affaiblis en comparaison avec le côté opposé.

Examen radioscopique montre dans la région claviculaire droite un obscurcissement anormal très prononcé, tandis que la même région à gauche se présente claire et transparente. Une petite ombre anormale, de la grosseur d'une noix, se trouve dans la sphère des vaisseaux du hile du poumon gauche, une seconde ombre de même dimension se trouve plus bas dans le lobe inférieur gauche.

La toux et l'expectoration existent depuis trois ans.

Pas de bacilles de Koch dans les crachats.

Poids, 48 livres.

A la suite des injections du sérum antistreptococcique (dose 0,3 à 2 centimètres cubes), réaction thermométrique oscille entre 0°,5 à 1°. Cinq jours après la deuxième injection, il advint une suppuration de l'oreille. Après la 6e injection (la malade a reçu en tout 3 centimètres cubes et demi), on a trouvé dans les crachats les bacilles de Koch. Après la 13e injection, on a constaté de la rougeur de la gorge et un érythème diffus fugace sur tout le corps, qui ont disparu le lendemain. Quelquefois on observait du gonflement des glandes lymphatiques et de l'inflammation des amygdales.

En quatre mois on a injecté près de 30 centimètres cubes du sérum.

28 *juillet.* — On examine de nouveau la fillette et on constate les signes suivants :

A droite : sommet, 2 cm. 5. Limite externe, 8 centimètres.

A gauche : sommet, 4 cm. 5. Limite externe, 10 centimètres.

La limite supérieure du poumon droit est à la hauteur de la 1re vertèbre dorsale.

Le déplacement respiratoire à la base a pris plus d'ampleur : à la hauteur de la 12e vertèbre dorsale, au lieu d'être à la 11e dans le premier examen.

A la *percussion*, à droite, en haut, en avant jusqu'au bord inférieur de la 2e côte, matité; dans la fosse sus-épineuse, matité absolue.

A l'*auscultation*, à droite, au sommet, respiration bronchique, craquements isolés, qui deviennent plus nombreux et s'accompagnent de râles sous la clavicule et dans la fosse sus-épineuse.

Dans l'espace interscapulaire, inspiration saccadée, râles abondants, vers la base respiration devient vésiculaire.

Dans toute l'étendue du poumon gauche, murmure vésiculaire.

Radiographie le 17 juillet. — On voit une ombre dans la région claviculaire droite, qui devient plus claire, surtout dans ses parties latérales, même pendant la plus profonde inspiration, ce qui fait une différence avec le premier examen radioscopique, où cet éclaircissement n'était pas perceptible.

En outre, le foyer d'infiltration dans les parties inférieures du poumon gauche apparaît aussi avec des ombres plus claires que dans l'examen précédent.

Poids, 50 livres et demie, par conséquent l'enfant a pris 2 livres et demie.

Observation XII.

H. Quas..., 27 ans, entre à la Charité le 23 mars 1903.

Père mort de pneumonie, frère a une affection pulmonaire, ses deux enfants sont morts de phtisie, grand'mère paternelle morte de phtisie.

En 1902, la malade a eu un catarrhe du larynx avec adénite cervicale.

Plus tard a eu une attaque de chloro-anémie.

En *février* et *mars* 1901, elle a été soignée pour un catarrhe pulmonaire à l'hôpital de Béthanie, fut renvoyée comme guérie.

En *janvier* 1902, est restée six semaines à l'hôpital d'Urban pour un catarrhe des sommets, où elle a été traitée par créosote, expectorants, etc. Elle se plaignait alors de perte d'appétit, d'une grande lassitude allant jusqu'à l'incapacité pour travail, insomnie avec de fortes transpirations, points dans le côté gauche, toux et expectoration abondante de crachats épais, jaunâtres.

Sort de l'hôpital améliorée, mais quelque temps après entre dans le sanatorium de Goerbersdorf, où l'état général devient assez bon, mais jusqu'au mois de mars 1903 la toux, l'expectoration et les sueurs nocturnes persistent.

Vers le 10 *mars* est survenu un fort refroidissement, avec maux de tête, augmentation de la toux, points dans le côté gauche et entre les omoplates, anorexie complète.

La malade est d'une petite taille, amaigrie, avec figure pâle et muqueuses décolorées.

Thorax légèrement bombé, les creux claviculaires sont prononcés à droite. Pendant la respiration, les deux parties supérieures de la cage thoracique restent légèrement en arrière.

A droite : sommet, 4 centimètres et demi ; isthme, 6 centimètres ; limite externe, 11 centimètres et demi.

A gauche : sommet, 4 centimètres ; isthme, 6 centimètres ; limite externe, 12 centimètres.

A la *percussion*, son obscur à droite, en avant jusqu'à la 2e côte, et en arrière dans la partie supérieure de la fosse sus-épineuse.

A gauche, son obscur dans la région claviculaire jusqu'à la 3e côte, à la base depuis l'angle de l'omoplate ; dans la fosse sus-épineuse, son légèrement obscur.

Signes stéthoscopiques : à droite, dans la fosse sus-claviculaire respiration affaiblie depuis la 2e côte, aiguë ; dans la fosse sus-épineuse, respiration un peu voilée ; dans l'espace interscapulaire, inspiration bronchique avec résonnance.

A gauche, on entend, dans la fosse sus-claviculaire, respiration voilée affaiblie ; à la fin de l'inspiration, râles humides sous la clavicule, ces râles deviennent plus abondants vers la base ; sous l'aisselle respiration aiguë ; dans la fosse sus-épineuse, inspiration voilée et rude, craquements isolés.

Dans l'espace interscapulaire, inspiration bronchique avec légère résonnance, de même dans la fosse sous-épineuse.

La malade tousse beaucoup ; peu d'expectoration.

Dans les crachats de nombreux coques, point de bacilles de Koch.

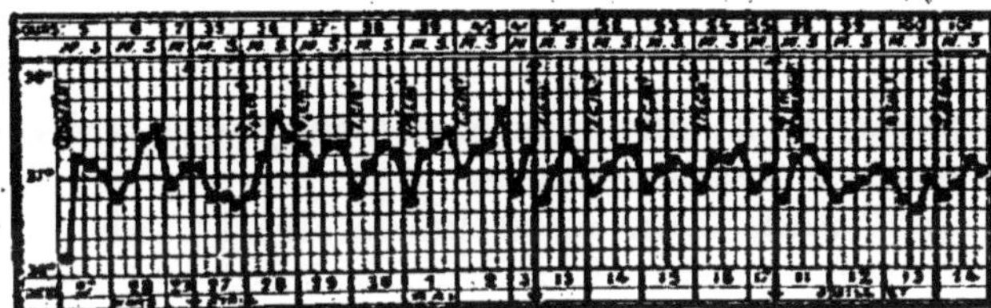

FIG. 2.

Poids, 97 livres et demie.

Dans la *radiographie*, prise le 16 avril, le sommet gauche paraît plus petit (moins élevé) que le droit (par rapport à la clavicule).

Les deux sommets ne s'éclaircissent pas d'une façon normale pendant l'inspiration.

Le 27 *mars*, on soumet la malade à l'épreuve de la tuberculine R. Après l'injection de 0,001, la malade sent une grande lassitude, a des nausées, se plaint de mal de tête, a une légère élévation de la température, 0°,5.

Aucune réaction à l'injection de 4 centimètres cubes de sérum normal du cheval.

Au sérum antistreptococcique de Menzer (dose 1 à 5 centimètres cubes), la malade réagit par maux de tête, augmentation de la toux et de l'expectoration, de points de côté (surtout à gauche), par augmentation de râles.

En 4 mois elle a reçu 82 centimètres cubes de sérum en 40 injections.

Dernier examen le 21 juillet 1903. — A droite : sommet, 4 centimètres ; limite externe, 12 centimètres.

A gauche : sommet, 4 centimètres ; limite externe, 12 centimètres.

Le déplacement respiratoire du sommet droit s'est amélioré ; de même à la base droite, le déplacement est plus libre qu'à gauche.

Les limites supéro-postérieures du poumon droit atteignent la hauteur de l'apophyse de la 2e vertèbre dorsale, à gauche de la 3e.

A la *percussion*, à droite, en haut, en avant jusqu'à la 2e côte matité et dans la fosse sus-épineuse.

A l'*auscultation*, à droite, inspiration broncho-vésiculaire, expiration prolongée dans la région sus-claviculaire ; sous la clavicule, inspiration prolongée à timbre aigu jusqu'à la 2e côte ; plus bas, murmure vésiculaire ; dans la fosse sus-épineuse, inspiration rude, expiration bronchique ; entre les omoplates, inspiration aiguë, expiration prolongée ; à la base, respiration normale.

A gauche, au-dessus de la clavicule, à la fin de l'inspiration nombreux râles, expiration soufflante ; dans la région sous-claviculaire et à la base, respiration couverte par des râles à bulles moyennes ; dans la région axillaire, respiration normale ; dans la fosse sus-épineuse, inspiration voilée, à la fin bouffées de râles humides ; dans l'espace interscapulaire, inspiration bronchique ; plus bas, respiration vésiculaire aiguë ; à la base, inspiration broncho-vésiculaire.

2e *Radiographie*. — Les régions sous-claviculaires des deux poumons s'éclaircissent plus qu'à l'examen précédent. Par contre, les deux sommets ne montrent aucune différence avec le premier examen radiographique. Le diaphragme fait des excursions normales correspondant à l'éclaircissement des parties inférieures des poumons.

Poids, 114 livres ; la malade a engraissé de 17 livres et demie.

Observation XIII.

B. Zin..., 16 ans, ouvrière, entre à la clinique le 7 mai 1903.

Père mort, en 1897, de pneumonie, ayant souffert pendant longtemps d'une affection pulmonaire. Mère a une maladie des reins.

Une sœur a eu déjà 3 fois la pneumonie. Un frère souffre de rhumatisme articulaire.

Dans l'enfance a eu la rougeole.

Maladie actuelle date de fin mars. A cette époque la malade ressentait des serrements dans la région de l'estomac et n'avait pas d'appétit. Elle avait souvent des vomissements alimentaires, il paraît qu'elle a eu une hématémèse. Depuis cette maladie de l'estomac, la malade avait des maux de tête et des névralgies sus-orbitaires.

Depuis six semaines la malade se sent très fatiguée, incapable de travailler, elle a de fortes transpirations dans la nuit, des points dans le côté gauche, tousse et expectore des crachats muco-purulents. Le 4 mai elle abandonne son travail.

Les creux claviculaires plus marqués à droite.

Thorax long et étroit, les omoplates en forme d'ailes.

Des deux côtés, sommet, 4 centimètres. Limite externe, 12 centimètres.

La limite supéro-postérieure est à la hauteur de l'apophyse de la 3ᵉ vertèbre dorsale à droite, et de la 2ᵉ vertèbre dorsale à gauche.

A la *percussion*, à droite, son obscur au sommet, dans la fosse sus-épineuse, surtout dans ses parties externes, sous la clavicule jusqu'à la 2ᵉ côte; son légèrement obscur à la base, à partir de l'angle de l'omoplate.

A gauche, son un peu moins plein que normalement, dans la fosse sus-épineuse; en avant, jusqu'à la 2ᵉ côte, son légèrement obscur.

A l'*auscultation*, à droite, au sommet, inspiration un peu rude, expiration bronchique prolongée; en avant, jusqu'à la 2e côte, inspiration légèrement saccadée.

Dans la fosse sus-épineuse, expiration bronchique soufflante, prolongée, à timbre aigu; dans la fosse sous-épineuse, inspiration affaiblie, rude (points de côté).

A gauche, au sommet, inspiration voilée, un peu rude, sans expiration prolongée; dans la fosse sus-épineuse, inspiration aiguë, expiration un peu prolongée.

Sous la clavicule, inspiration saccadée, et plus bas, respiration vésiculaire aiguë.

Par la radioscopie postéro-antérieure, les poumons ne s'éclaircissent pas en général autant qu'à l'état normal.

De même, les sommets restent sombres. Dans la radioscopie antéro-postérieure, une ombre anormale apparaît entre la pointe du cœur et l'angle de l'omoplate, dans l'espace complémentaire correspondant. Sur l'actinogramme, le sommet droit apparaît *in toto* plus petit que le gauche.

Une autre ombre anormale se montre entre le côté gauche du cœur et la limite inférieure du poumon.

Poids, 99 livres.

Réaction au sérum antistreptococcique de Menzer (dose 1 à 5 centimètres cubes). Mal de tête, augmentation de l'expectoration et de la toux.

Surviennent des râles de bronchite dans les deux sommets et dans les fosses sus-épineuses, surtout à droite.

On constate dans les crachats de très nombreux diplocoques et des streptocoques en chaînette, beaucoup de leucocytes.

A la suite des injections, la température n'a jamais dépassé 38°,3.

L'injection de 2 centimètres cubes du sérum normal du cheval n'a produit aucune réaction.

En deux mois et demi la malade a reçu 37 centimètres cubes du sérum de Menzer en 17 injections.

Le 24 juillet, à la fin du traitement par le sérum antistreptococcique aucune réaction à l'injection de 0,002 de tuberculine.

Examen de sortie, le 27 juillet. — A droite : sommet, 4 centimètres ; isthme, 6 centimètres ; limite externe, 13 centimètres.

A gauche : sommet, 5 centimètres ; isthme, 8 centimètres ; limite externe, 13 centimètres et demi.

A la *percussion*, à droite, son très obscur au sommet et dans la fosse sus-épineuse, dans sa partie externe jusqu'au milieu entre l'épine de l'omoplate et le bord du trapèze ; en avant, son obscur jusqu'à la 2e côte.

Dans toute l'étendue du poumon gauche, sonorité normale et murmure vésiculaire.

A l'auscultation, à droite, dans la fosse sus-épineuse, expiration très prolongée, soufflante ; dans sa partie la plus externe, inspiration rude, en plus.

Radiographie le 12 juillet. — Pendant l'inspiration profonde, on voit que les poumons, à partir du foyer observé à la base gauche, s'éclaircissent beaucoup plus que dans l'examen précédent. Les foyers sombres vus antérieurement sont plus faiblement délimités. De plus, les sommets deviennent plus transparents qu'auparavant.

Poids, 116 livres, donc augmentation de 17 livres.

Observation XIV.

M. Syd..., 18 ans, domestique, entre à la clinique le 9 mai 1903.

Père atteint de tuberculose pulmonaire. Mère et sœurs bien portantes.

Ne se rappelle pas avoir eu des maladies dans son enfance.

Depuis septembre 1902 jusqu'au 14 janvier 1903, la malade a été soignée dans les baraques de Koch pour le catarrhe des sommets.

Elle a présenté, à cette époque, les symptômes suivants : manque d'appétit, fatigue allant jusqu'à l'incapacité de travailler, des points de côté, en outre toussait beaucoup, son expectoration était muco-purulente, avait fréquemment des sueurs dans la nuit.

Dans les baraques de Koch on l'a traitée par la tuberculine, dont elle a reçu en tout 8 à 9 injections. Elle a réagi à la tuberculine par de fortes élévations de la température (39°) par une augmentation de la toux, par des malaises et anorexie.

Elle est sortie comme étant améliorée, se plaça, eut un service très pénible, qu'elle a dû quitter parce que tous les signes décrits plus haut sont apparus de nouveau. Ensuite elle a eu trois crachements de sang.

Actuellement, thorax légèrement étroit et allongé. Les omoplates en forme d'ailes. Les creux claviculaires peu marqués.

Déplacement respiratoire au sommet droit moins mobile qu'à gauche.

A droite : sommet, 1 cm. 5. Isthme, 4 cm. 5. Limite externe, 11 centimètres.

A gauche : sommet, 3 centimètres. Isthme, 5 cm. 5. Limite externe, 11 centimètres.

Limite supérieure à la hauteur de la 1re vertèbre dorsale, à droite, et de la 7e vertèbre cervicale, à gauche.

A droite, limite inférieure peu mobile.

Caractères de la *percussion* : à droite, au sommet, son obscur et tympanique. Sous la clavicule jusqu'à la 3e côte, son obscur, dans la fosse sus-épineuse, matité; dans la fosse sous-épineuse et dans la région axillaire, son légèrement obscur.

La percussion de tout le poumon droit dénote un son plus obscur que du côté gauche.

A gauche, au sommet, son obscur et légèrement tympanique; dans la fosse sus-épineuse, matité; sous la clavicule jusqu'à la 3e côte, son obscur.

Signes stéthoscopiques : à droite, au sommet, respiration bronchique; région sous-claviculaire, inspiration légèrement bronchique, sonore; de même, dans la fosse sus-épineuse et dans l'espace interscapulaire; en plus, inspiration voilée.

Dans la fosse sous-épineuse, respiration vésiculaire aiguë.

A gauche, au sommet, respiration voilée, bouffée de craquements; sous la clavicule, respiration affaiblie, craquements qui augmentent vers la base du poumon; dans la fosse sus-épineuse, respiration voilée, râles humides, surtout pendant l'expiration; dans la fosse sous-épineuse et entre les omoplates, respiration vésiculaire aiguë.

Toux assez forte; expectoration moyenne. Crachats nummulaires, purulents, contiennent une assez grande quantité de bacilles de Koch, qui se trouvent disposés autour des globules de pus.

Poids : 105 livres.

Dans la *radiographie* postéro-antérieure on voit au-dessus de la clavicule gauche une ombre anormale qui s'étend très distinctement en forme d'une corde de la partie inférieure de la clavicule jusqu'à la 3e côte à peu près En outre, on peut y voir une image de forme ovale, dont le plus haut diamètre va de haut en bas, dont le centre est beaucoup plus clair que les bords ondoyants foncés qui l'encadrent. Le sommet droit ne s'éclaircit pas autant que dans l'état normal.

Enfin, on peut apercevoir un assombrissement anormal de la grosseur d'un citron à la base, au-dessus de l'ombre du foie, et une ombre plus petite et moins distincte à gauche, sous la pointe du cœur.

Réaction au sérum antistreptococcique de Menzer (dose, o cmc. 3 à o cmc. 5), petites élévations de la température, maux de tête, points de côté, augmentation de la toux et de l'expectoration. Après chaque injection la malade constate augmentation de l'appétit.

La malade a des sauts de température, indépendamment des injections du sérum, qui provoque une fièvre très irrégulière, laquelle a de la tendance à baisser néanmoins dans ses oscillations atypiques.

La malade a reçu en deux mois 4 centimètres cubes du sérum en 9 injections.

Le 29 *juillet*, dernier examen. — Limites :

A droite : sommet, 3 centimètres et demi ; isthme, 4 centimètres et demi ; limite externe, 11 centimètres et demi.

A gauche : sommet, 5 centimètres ; isthme, 7 centimètres ; limite externe, 12 centimètres.

Limites inférieures des poumons bien mobiles.

A la *percussion*, on constate à droite, au sommet, son très obscur, et en arrière jusqu'à la moitié de l'omoplate ; sous la clavicule, jusqu'à la 2e côte, son tympanique ; à la base, son plus obscur qu'à gauche.

A gauche, dans la fosse sus-claviculaire, son très obscur, un peu tympanique ; sous la clavicule, son tympanique jusqu'à la matité du cœur.

A l'*auscultation*, à droite, respiration un peu voilée ; dans la région sous-claviculaire, respiration voilée, légèrement saccadée ; vers la base, inspiration affaiblie ; dans la fosse sus-épineuse, respiration obscure, quelques craquements ; dans l'espace interscapulaire, respiration bronchique, rares râles humides ; à la base, respiration vésiculaire aiguë.

A gauche, en avant jusqu'à la 3e côte, inspiration couverte, pas de nombreux râles à bulles moyennes ; dans la région axillaire, affaiblie ; dans la fosse sus-épineuse, bouffées de râles aux deux temps de la respiration ; entre les omoplates, en partie des râles sonores.

A la base, respiration normale.

L'*examen radioscopique* postéro-antérieur montre une opacité au-dessous de la clavicule sur les deux parties du poumon, mais pas aussi fortement prononcée que dans la première radiographie ; pourtant le sommet gauche est aussi sombre qu'avant et ne s'éclaircit pas même pendant l'inspiration profonde.

En outre, à droite se montre également une ombre anormale, qui n'existait pas dans l'examen précédent.

Poids, 99 livres et demie ; par conséquent, la malade a maigri de 5 livres et demie.

OBSERVATION XV.

An. Jac..., 16 ans, domestique, entre à la clinique le 12 mai 1903.

Père atteint d'une maladie mentale, mère et sœurs bien portantes.

Dans l'enfance, rougeole, puis maux de gorge très fréquents ; à 14 ans, chlorose.

Maladie actuelle a débuté, il y a six mois, par une fatigue extrême ; à ce moment la malade transpirait beaucoup la nuit, mais n'avait ni toux, ni expectoration. Le 7 mai, elle a dû quitter sa place, à cause d'une grande lassitude, de points de côté qui augmentaient pendant la respiration, des maux de tête, de la toux et de l'oppression respiratoire ; trois jours après, elle s'est alitée ayant une forte fièvre.

Thorax long et étroit ; les creux claviculaires sont plus marqués à gauche. La limite du poumon droit est à la hauteur de la 7e vertèbre cervicale ; celle de gauche, de la 1re vertèbre dorsale.

Sommet droit, 4 centimètres ; sommet gauche, 3 centimètres.

Limite inférieure à droite bien mobile.

A la *percussion* à droite, en avant, son légèrement obscur jusqu'à la 3e côte ; obscurité du son dans la fosse sus-épineuse.

Au sommet gauche, son tympanique ; en arrière, matité, jusqu'à la moitié de l'omoplate ; dans la région claviculaire, son obscur, qui passe par-dessus la matité du cœur.

A *l'auscultation*, à droite, au sommet, inspiration affaiblie ; en avant jusqu'à la 3e côte, inspiration bronchique ; dans la partie inférieure de la région claviculaire, respiration normale ; dans la fosse sus-épineuse, expiration bronchique ; dans la fosse sous-épineuse, inspiration vésiculaire aiguë.

A gauche, au sommet, inspiration voilée, très affaiblie, râles isolés, surtout pendant l'expiration ; inspiration voilée, affaiblie, sous la clavicule ; dans la fosse sus-épineuse, inspiration légèrement affaiblie.

La malade tousse, surtout la nuit.

Expectoration abondante, muco-purulente.

Poids, 91 livres et demie.

Radioscopie. — Pendant la respiration, les sommets n'apparaissent pas aussi clairs que les régions sous-claviculaires des poumons. En outre, pendant la respiration profonde les sommets ne s'éclaircissent pas autant qu'à l'état normal. De plus le sommet gauche semble un peu plus foncé que le sommet droit.

Réaction au sérum antistreptococcique de Menzer (dose 3/4 à 5 centimètres cubes).

Maux de tête, nausées, perte d'appétit, points de côté, élévations de la température (0°,6-2°), légère augmentation de la toux.

Après les injections on entend des bouffées de râles sous-crépitants secs.

La malade a reçu en 49 jours 20 centimètres cubes de sérum en 9 injections.

A la fin du traitement par le sérum de Menzer, aucune réaction à la suite de l'injection de 0 gr.002 de tuberculine.

Le 30 *juin*, examen de sortie.

A la *percussion*, à gauche, en avant jusqu'à la 2e côte, son légèrement obscur, de même dans la fosse sus-épineuse.

A l'*auscultation*, à droite, au sommet, respiration légèrement voilée ; dans la fosse sus-épineuse, pendant les deux temps de la respiration, quelques râles ronflants.

Dans toute l'étendue du poumon gauche, respiration rude et voilée.

Radioscopie. — Le sommet et la région sous-claviculaire à gauche fonctionnent normalement ; par contre, les deux sommets ne s'éclaircissent pas autant que les parties inférieures des poumons.

Point de toux, ni d'expectoration.

Poids, 99 livres ; donc augmentation de 7 livres et demie.

OBSERVATION XVI.

Metz..., 29 ans, femme d'un peintre en bâtiments, entre à la clinique le 17 mai 1903.

Mari saturnin ; ses deux enfants ont une affection pulmonaire. Une sœur souffre depuis longtemps d'une maladie de poumons.

La malade a eu dans l'enfance la rougeole.

Après le 2e accouchement, elle a eu une pelvi-péritonite.

En 1901, elle est restée pendant 6 semaines dans un hôpital pour catarrhe pulmonaire. En février 1903, la malade ressentit de violents points entre les omoplates ; a continué néanmoins à travailler malgré la fièvre, de fortes sueurs nocturnes et un état de grande faiblesse, dans laquelle elle se trouvait à cette époque.

Elle s'alita tout le mois de mars ; en avril, elle toussait et expectorait beaucoup ; les sueurs ont cessé depuis le mois de juin.

Les creux claviculaires peu marqués. Les espaces intercostaux élargis.

Limites à droite : sommet, 4 centimètres et demi ; isthme, 5 centimètres ; limite externe, 11 centimètres.

Limites à gauche : sommet, 5 centimètres ; isthme, 6 centimètres et demi ; limite externe, 12 centimètres deux tiers.

A la *percussion*, à droite, au sommet, son plus obscur et plus élevé qu'à gauche ; en arrière, fort affaiblissement du son, correspondant au tiers supérieur de l'omoplate ; en avant, son très obscur jusqu'à la 2e côte.

Dans toute l'étendue du poumon gauche, sonorité normale.

A l'*auscultation*, à droite, au sommet, expiration voilée, un peu prolongée ; dans la région claviculaire, inspiration légèrement saccadée, voilée ; plus bas, murmure vésiculaire ; dans la fosse sus-épineuse, inspiration rude, voilée, expiration rude, bronchique.

A gauche, au sommet et dans la région sous-claviculaire, respiration vésiculaire faible; dans la fosse sus-épineuse, inspiration rude.

Par la radioscopie postéro-antérieure, le sommet droit apparaît beaucoup plus foncé que le gauche; de même, il s'élève moins haut que le gauche, tandis que pendant l'expiration profonde c'est le sommet gauche qui s'éclaircit mieux que le droit.

En outre, on peut constater que les ombres du hile apparaissent élargies, surtout à gauche.

La malade tousse très peu et expectore des crachats muqueux et aérés.

Poids, 95 livres.

Le 23 *mai*, injection de 0 cmc. 001 de tuberculine R ne provoque qu'une élévation de température de 0°,5. Aucune réaction générale.

Réaction au sérum antistreptococcique de Menzer (dose 1 à 2 centimètres cubes), fortes élévations de la température (2°,1), maux de tête, points douloureux dans la poitrine, augmentation de l'expectoration.

Sous l'influence du sérum, la température a descendu progressivement à la normale (en tout 5 centimètres cubes de sérum dans un mois).

Le 13 *juin*, à la suite de l'injection de 0 cmc. 001 de tuberculine, pas de réaction.

Le 28 *juillet*, dernier examen.

A droite : sommet, 4 centimètres et demi; isthme, 5 centimètres.

A gauche : sommet, 5 centimètres ; isthme, 6 centimètres et demi.

Déplacement respiratoire : à droite, presque pas mobile, et à gauche, peu mobile.

La limite supéro-postérieure des deux côtés tend jusqu'à la 2e vertèbre dorsale.

Limite inférieure à gauche, moins mobile qu'à droite.

A la *percussion*, à droite, son fortement obscur au sommet et dans la fosse sus-épineuse ; en avant, son obscur jusqu'à la 2e côte.

A gauche, son légèrement obscur au sommet ; dans la fosse sus-épineuse, son obscur jusqu'à la moitié entre le trapèze et l'épine de l'omoplate ; en avant, son obscur, jusqu'à la 2e côte.

Signes stéthoscopiques : A droite, au sommet, inspiration affaiblie, expiration soufflante ; sous la clavicule, inspiration broncho-vésiculaire ; plus bas, respiration vésiculaire aiguë ; dans la fosse sus-épineuse, inspiration voilée, rude, expiration bronchique ; dans la fosse sous-épineuse, inspiration rude, un peu humante, expiration bronchique ; ailleurs, dans toute l'étendue, respiration vésiculaire aiguë.

A gauche, au sommet, inspiration vésiculaire ; dans la fosse sus-épineuse, inspiration rude et voilée ; en avant, jusqu'à la 2e côte, inspiration broncho-vésiculaire.

Poids, 102 livres ; donc augmentation de 7 livres.

Observation XVII.

F. Ha..., 14 ans, entre à la clinique le 23 mai 1903.

Sa mère souffre d'une affection pulmonaire depuis longtemps, ainsi que ses cinq sœurs. Les parents maternels ont aussi une maladie chronique de poumons.

La malade a été soignée déjà à la Charité en 1900 (6 semaines) pour le catarrhe pulmonaire ; on l'a traitée par la tuberculine, et en 1901, de nouveau, elle y a séjourné pendant 3 semaines.

Actuellement, depuis un mois, la malade se sent mal à l'aise, éprouve une grande lassitude, des maux de tête, a des points de côté, des sueurs nocturnes ; appétit nul.

Survient un gros rhume, elle tousse, a une expectoration abondante.

La malade, d'une constitution délicate, amaigrie, a une figure pâle. T., 37°,6.

A l'entrée, on constate :

Thorax étroit, allongé. Le creux sus-claviculaire plus marqué à droite. Espaces intercostaux légèrement élargis. Limite supéro-postérieure va jusqu'à l'apophyse de la 2e vertèbre dorsale à droite ; à gauche, elle est à la hauteur de la 3e vertèbre dorsale. Limite inférieure à droite peu mobile.

A droite : sommet, 5 centimètres ; isthme, 5 centimètres ; limite externe, 10 cm. 5 ;

A gauche : sommet, 5 centimètres ; isthme, 6 centimètres ; limite externe, 10 cm. 75

A la *percussion*, à droite, son légèrement obscur, sous la clavicule, jusqu'au bord supérieur de la 2e côte ; dans la fosse sus-épineuse, son plus fortement obscur qu'à gauche.

A gauche, son légèrement obscur dans la fosse sus-épineuse et sous la clavicule.

A l'*auscultation*, à droite, au sommet, inspiration rude ; sous la clavicule, respiration un peu saccadée ; dans la fosse sus-épineuse, inspiration rude, expiration un peu prolongée ; dans la fosse sus-épineuse, inspiration légèrement affaiblie.

A droite, au sommet, inspiration un peu voilée ; dans la fosse sus-épineuse, inspiration rude, expiration un peu prolongée ; sous la clavicule, inspiration un peu saccadée.

Par la *radioscopie* (27-V) postéro-antérieure, les deux poumons dans la région sous-claviculaire s'éclaircissent d'une façon habituelle, tandis que les sommets apparaissent plus foncés qu'à l'état normal.

La malade tousse un peu.

Expectoration muco-purulente, numullaire, contient de nombreux coques, mais pas de bacilles tuberculeux.

Poids, 92 livres et demie.

Le 27 *mai*, on fait une injection de tuberculine de Koch (0,001) ; la malade réagit par de nombreux points de côtés ; élévation de la température de quelques dixièmes ne se fait que vers le 3 jour.

Le 3 *juin*, on lui fait l'injection de 0 cmc. 5 du sérum antistreptococcique, elle tousse davantage et expectore plus, a une très grande lassitude ; même jour, élévation de la température d'un degré, qui persiste quelques jours.

En deux mois, la malade a reçu près de 4 centimètres cubes du sérum, en doses de 0,3 à 1 centimètre cube. La malade est très sensible aux injections du sérum, qui tend à élever progressivement la température vespérale vers le 3e jour, sans dépasser 38°,9 ; mais après chaque élévation, le niveau est inférieur à celui qui le précède. Le 16 mai, il y a augmentation d'une livre et demie ; mais après la première injection, 1 centimètre cube, on constate de la faiblesse du pouls et de la tachycardie qui font cesser les injections. Le traitement est très difficile à appliquer à cause de la grande lassitude de la malade et de la tachycardie.

Le 28 *juillet* : poids, 89 livres et demie ; donc elle a perdu 3 livres depuis son entrée à la clinique.

Observation XVIII.

An. Zin..., 17 ans, ouvrière, entre à la clinique le 2 juin 1903.

Père mort, en 1897, de pneumonie, ayant souffert pendant longtemps d'une maladie des poumons. Mère a une affection rénale.

Une sœur est atteinte de tuberculose pulmonaire; un frère souffre de rhumatismes articulaires.

La malade a eu trois fois la pneumonie : à l'âge de 8, 10 et 12 ans.

Elle souffre depuis deux ans de la toux et de l'expectoration.

Depuis juillet 1902, elle a des points dans le côté gauche.

Depuis mai de cette année, tous les symptômes sont devenus plus prononcés.

La limite supérieure du poumon droit est à la hauteur de la 1re vertèbre dorsale.

A droite : sommet, 4 centimètres; isthme, 5 centimètres et demi. Limite externe, 11 centimètres et demi.

A gauche : sommet, 4 centimètres; isthme, 6 centimètres et demi. Limite externe, 12 centimètres et demi.

La limite inférieure du poumon droit est peu mobile.

A la *percussion*, son obscur dans la fosse sus-épineuse droite.

matité dans la fosse sous-épineuse dans une zone large de trois travers de doigt; sous la clavicule, son fortement obscur.

A gauche, dans la région claviculaire, son un peu plus élevé qu'à l'état normal.

A l'*auscultation*, à droite, inspiration voilée, expiration un peu prolongée ; dans la région claviculaire, inspiration affaiblie jusqu'à la 2ᵉ côte; dans la fosse sus-épineuse, inspiration voilée, de

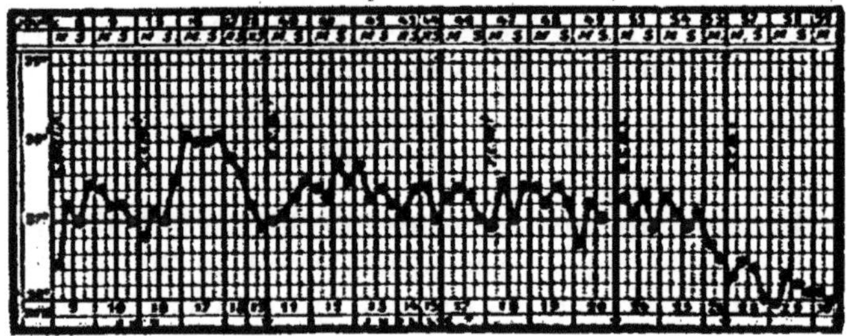

Fig. 3.

temps en temps quelques râles ronflants et craquements; dans la fosse sous-épineuse, respiration aiguë, un peu saccadée.

A gauche, au sommet, respiration vésiculaire légèrement aiguë; dans la fosse sus-épineuse, inspiration rude, obscure, expiration soufflante; dans la région claviculaire, respiration voilée; de temps en temps, inspiration saccadée; plus bas, respiration normale.

La malade tousse un peu. Expectoration peu abondante, muco-purulente. Dans les crachats, pas de bacilles de Koch, de très nombreux cocci.

Poids, 90 livres.

Dans la *radioscopie* postéro-antérieure, on voit que les deux sommets ne s'éclaircissent pas autant que dans l'état normal.

Aussi, pendant l'inspiration profonde, les deux sommets restent légèrement foncés.

Le 9 *juin*, injection de 0 cmc. 001 de tuberculine provoque des nausées, mal de tête, de la lassitude et une élévation de la température de 0°,8, qui se maintient pendant 2 jours.

A la suite des injections du sérum antistreptococique de Menzer (dose 1-2 centimètres cubes) apparaissent toux plus forte, expectoration plus abondante, maux de tête, points de côté, augmentation de râles.

L'élévation de la température, sous l'influence du sérum, n'a jamais dépassé 38°,1 et, à la fin du traitement, est revenue à la normale.

Le 8 *juillet*, l'injection de 2 centimètres cubes du sérum normal du cheval ne provoque aucune réaction.

En deux mois, elle a reçu 17 centimètres cubes du sérum Menzer.

Le 23, dernier examen de la malade.

La limite supérieure du poumon droit se trouve à présent à la hauteur de la 7ᵉ vertèbre dorsale.

Limite inférieure du poumon droit reste toujours peu mobile.

A droite : sommet, 4 centimètres; isthme, 5 centimètres et demi. Limite externe, 11 centimètres et demi.

A gauche : sommet, 5 centimètres et demi ; isthme, presque 7 centimètres. Limite externe, 13 centimètres.

A la *percussion*, on trouve : au sommet, son fortement obscur; son obscur dans la fosse sus-épineuse; sous la clavicule, son légèrement obscur jusqu'à la 2ᵉ côte; son affaibli depuis l'angle de l'omoplate vers la base.

A gauche, son légèrement obscur au sommet et dans la fosse sus-épineuse.

Signes stéthoscopiques : à droite, au sommet, inspiration un peu affaiblie, expiration soufflante prolongée ; dans la fosse sus-épineuse, inspiration voilée, expiration rude, bronchique ; dans la partie la plus externe de la fosse et dans l'espace interscapulaire, pendant l'inspiration, râles ronflants isolés.

A la base, inspiration broncho-vésiculaire ; à la fin de l'expiration, quelques râles crépitants secs.

Au sommet gauche, entre les omoplates et à la base, inspiration aiguë ; dans la région claviculaire, inspiration légèrement saccadée ; depuis la 3e côte, respiration normale ; dans la fosse sus-épineuse, inspiration aiguë, rude, expiration un peu prolongée.

Poids, 93 livres et demie ; augmentation de 3 livres et demie, depuis le début du traitement antistreptococcique.

Observation XIX.

Flög..., 30 ans, papetière, entre à la clinique le 3 juin 1903.

Père bien portant ; mère morte d'une maladie de cœur ; une sœur atteinte d'une affection pulmonaire depuis deux ans ; les autres sœurs sont bien portantes.

Menstruation à 12 ans ; après les premières règles est survenue une éruption sur la nuque (lichen simple chronique).

A eu dans l'enfance la rougeole, la scarlatine, la diphtérie.

Dans les antécédents personnels, il est à noter l'inflammation du bas-ventre qui compliqua l'avortement.

A la fin janvier, la malade ressentit une grande fatigue ; depuis cette époque, elle se plaignait de la toux, de points de côté, de douleurs lombaires. Tous ces symptômes allant en s'aggravant, la malade a été obligée d'abandonner son travail à cause de la grande faiblesse et de s'aliter.

Examen à l'entrée. — Thorax allongé et un peu étroit. Les espaces intercostaux élargis. A droite, les creux sus et sous-claviculaires plus marqués. Dans l'acte respiratoire, les deux sommets prennent une part peu active.

A droite : sommet, 4 centimètres ; isthme, 6 centimètres ; limite externe, 12 centimètres et demi.

A gauche : sommet, 3 centimètres ; isthme, 6 centimètres ; limite externe, 13 centimètres.

A la *percussion*, à droite, au sommet, son plus obscur qu'à gauche ; en avant, jusqu'à la 2e côte et dans la fosse sus-épineuse, son obscur.

A gauche, légère obscurité du son, en avant jusqu'à la 2e côte et dans la fosse sus-épineuse ; au sommet, le son n'est pas aussi clair qu'à l'état normal.

A *l'auscultation*, à droite, inspiration rude, expiration prolongée au sommet et dans la fosse sus-épineuse ; entre les omoplates, pendant l'expiration, quelques râles crépitants secs ; dans la région sous-claviculaire, inspiration rude et voilée; plus bas, inspiration affaiblie.

A gauche, au sommet, respiration rude, voilée ; dans la fosse sus-épineuse, inspiration rude, expiration prolongée ; dans la région sous-claviculaire, respiration affaiblie, et, plus bas, inspiration aiguë.

Par la *radioscopie* postéro-antérieure, on voit le sommet droit, assez fortement assombri, qui s'éclaircit très peu même pendant l'inspiration ; en outre, le sommet gauche est plus foncé qu'à l'état normal, mais, par contre, s'éclaircit un peu plus pendant l'inspiration profonde ; les autres parties ne s'éclaircissent pas autant que normalement.

La malade toussote de temps en temps.

Pas d'expectoration. Poids, 120 livres.

Le 9 *juin*, injection de 0 cmc. 001 de tuberculine R, provoque maux de tête, élévation thermométrique d'un degré qui tombe le lendemain. La toux et l'expectoration n'ont pas été influencées.

Réaction au sérum antistreptococcique de Menzer (doses, 0 cmc. 5 à 2 centimètres cubes), maux de tête, toux, expectoration, points de côté.

A la suite de l'injection de 2 centimètres cubes de sérum, la température tombe d'abord, puis monte le lendemain de 1°,8 et tombe en lysis le 5e jour, les injections ultérieures ne provoquent plus que des oscillations moins grandes de la température.

En deux mois, elle n'a reçu en tout que 4 centimètres et demi de sérum ; puisque la malade maigrissait et se trouvait dans un état de faiblesse, on a suspendu le traitement antistreptococcique.

Le 21 *juillet*, dernier examen.

Limite inférieure des deux poumons bien mobile.

A droite : sommet, 6 centimètres ; isthme, 5 centimètres ; limite externe, 11 centimètres.

A gauche : sommet, 5 centimètres et demi ; isthme, 6 centimètres ; limite externe, 11 centimètres.

A la *percussion*, à droite, au sommet, son légèrement obscur ; dans la fosse sus-épineuse, son obscur, de même, en avant jusqu'à la 2e côte.

A gauche, dans la région claviculaire, sonorité pas tout à fait normale ; dans la fosse sus-épineuse, jusqu'à la moitié entre le bord du trapèze et l'épine de l'omoplate, son obscur.

A *l'auscultation*, à droite, au sommet, et sous la clavicule, inspiration rude, expiration un peu saccadée ; plus bas, respiration normale.

Dans la fosse sus-épineuse, inspiration rude, expiration bronchique soufflante ; à la base, inspiration légèrement saccadée.

A gauche, au sommet, inspiration rude ; en avant, jusqu'à la 3e côte, respiration un peu saccadée.

Dans la fosse sus-épineuse, inspiration rude, expiration prolongée ; entre les omoplates, inspiration rude ; à la base, inspiration vésiculaire aiguë.

Poids, 114 livres ; donc perte de 6 livres.

Remarque. — La malade souffre depuis 4 ans de douleurs dans le bas-ventre, à la suite d'un avortement (rétro-flexion de l'utérus, endométrite, leucorrhée). Elle souffre encore beaucoup pendant ses périodes, qui durent ordinairement 8 jours et provoquent de légères élévations de température.

Observation XX.

N. Cal..., 34 ans, blanchisseuse, entre à la clinique le 3 juin 1903.

A la fin de février, la malade a eu, à la suite d'un refroidissement, mal à la gorge et des points de côté, se sentit très lasse, abattue ; elle ne s'alita qu'à la fin avril. A cette époque, elle se plaignait d'une toux violente, d'une expectoration abondante, de fortes sueurs nocturnes, de points dans le côté gauche.

La malade a plusieurs fois craché du sang.

Elle s'est adressée au dispensaire anti-tuberculeux du professeur Wolff, où on a posé le diagnostic de phtisie galopante.

Actuellement, la malade, à part les symptômes déjà désignés, éprouve une très grande faiblesse et des points douloureux dans le dos, à la poitrine, à la gorge.

Examen d'entrée. — Malade très amaigrie, est d'une constitution solide, figure pâle, joues creuses.

Thorax long et étroit Les espaces interscostaux élargis. Les creux sus-claviculaires très marqués; les creux sous-claviculaires prononcés à un degré moindre. Respiration légèrement accélérée.

Limites des poumons peu mobiles.

Sommet droit, 3 cm. 5; sommet gauche, 2 cm. 5.

Limites supérieures : à droite, vont jusqu'à la 4e vertèbre dorsale ; à gauche, un peu plus haut.

A la *percussion*, on trouve : à droite, son obscur, légèrement tympanique au sommet; son obscur en avant jusqu'à la 2e côte ; la matité occupe toute la fosse sus-épineuse.

A gauche, son tympanique en avant jusqu'à la 3e côte; au sommet, son obscur et tympanique; la matité presque dans toute la fosse sus-épineuse.

A l'*auscultation*, à droite, au sommet, inspiration rude vésiculaire, expiration prolongée, quelques râles cavernuleux; en avant, jusqu'à la 3e côte, respiration saccadée, et en arrière, jusqu'au niveau de la 3e vertèbre dorsale.

A gauche, au sommet, respiration saccadée; pendant l'inspiration, craquements isolés; dans la région claviculaire, respiration un peu affaiblie; dans le premier espace intercostal, râles humides à petites bulles; dans la fosse sus-épineuse, inspiration aiguë.

Toux moyenne. Expectoration muco-purulente contient des bacilles de Koch et de nombreux streptocoques.

Poids, 90 livres.

Réaction au sérum antistreptococcique de Menzer (doses o cmc. 5 à 4 centimètres cubes).

Augmentation de la toux et de l'expectoration. Lassitude générale, élévation de la température, qui tombe le lendemain et le surlendemain au-dessous du niveau antérieur.

En deux mois, elle a reçu 10 centimètres cubes de sérum.

Cours de la maladie : la fièvre septique du début diminue,

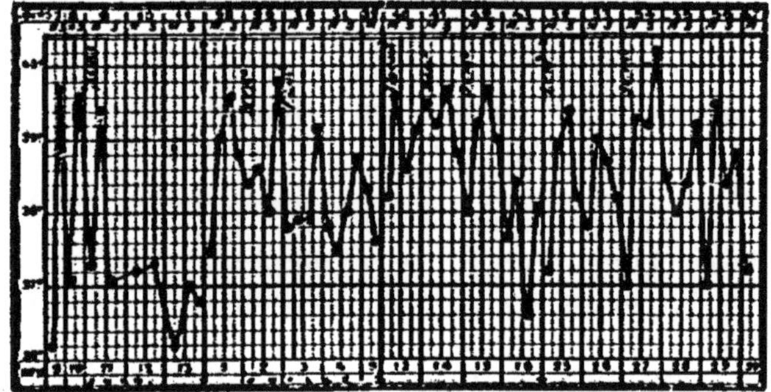

Fig. 4.

l'état général s'améliore, le moral se relève; la malade a un bon appétit, elle se lève et se promène dans la salle.

Son poids du 20 juin, en 8 jours, a augmenté d'une livre.

Elle se sent si forte que le 30 juin, à sa volonté formelle, on lui accorde une sortie, qui ne lui a pas profité, puisqu'elle revient avec une fièvre violente (température vespérale, 39°,6); son expectoration est devenue plus abondante et mélangée à une grande quantité de sang.

Les injections quotidiennes du sérum de Menzer produisent rapidement une amélioration de l'état général et de toutes les fonctions, un meilleur appétit, etc. On constate une chute de la fièvre après des oscillations considérables et irrégulières de la température.

Le 30 *juillet*, dernier examen : A droite : sommet, 5 cm. 5 ; isthme, 5 cm. 5 ; limite externe, 11 centimètres.

A gauche : sommet, 4 cm. 5 ; isthme, 6 cm. 5 ; limite externe, 13 centimètres.

A la *percussion*, à droite, son très obscur, au sommet, en avant jusqu'à la 2e côte, en arrière jusqu'à la moitié de l'omoplate.

A gauche, son très obscur, un peu tympanique, au sommet. Une forte élévation de la sonorité qui dépasse la matité du cœur.

Directement sous la clavicule, léger changement de la sonorité pendant que la bouche reste ouverte ou fermée.

En arrière, jusqu'au tiers inférieur de l'omoplate, un son très obscur.

A l'*auscultation*, à droite, au sommet, inspiration rude et voilée ; à la fin, craquements isolés ; dans la région claviculaire, respiration voilée, quelques râles sibilants ; plus bas, respiration broncho-vésiculaire aiguë, de même dans la région axillaire.

Dans la fosse sus-épineuse, inspiration voilée et rude, expiration un peu prolongée, quelques craquements ; entre les omoplates, respiration bronchique ; à la base, respiration broncho-vésiculaire aiguë.

A gauche, au sommet, inspiration broncho-vésiculaire, couverte par de nombreux râles ; de même en avant, jusqu'à la 3e côte, où il y a encore plus de râles à timbre éclatant ; à partir de la 3e côte, respiration normale.

Dans la fosse sus-épineuse, respiration voilée, expiration un peu prolongée ; dans l'espace interscapulaire, respiration bronchique ; à la base, respiration vésiculaire aiguë.

Le 4 août, poids, 88 livres ; donc perte de 2 livres.

Observation XXI.

E. Lib..., 21 ans, domestique, entre à la clinique, le 10 juin 1903.

Père mort de phtisie pulmonaire. Mère morte de cancer de l'estomac. Trois sœurs, âgées respectivement de 21, 15, 14 ans, sont mortes de phtisie, trois sœurs bien portantes.

Depuis 1883, la malade a eu sur la joue gauche un petit bouton, qui a été piqué avec une épingle dans un but thérapeutique par la mère de la malade. A la suite de cette intervention, ce bouton s'est abcédé et s'agrandit progressivement jusqu'à ses dimensions actuelles (la pièce d'un franc). Depuis 1896, cette ulcération (ayant tous les caractères d'un lupus vulgaris) n'a pas été traitée.

Depuis un mois, la malade se sentait lasse au point d'être incapable de travailler, souffrait beaucoup de maux de tête, sueurs nocturnes, toux sèche et perte d'appétit ; pendant les grandes courses, elle éprouvait des points dans le côté gauche.

Depuis 15 jours, la malade a dû s'aliter à cause de la phlébite de sa jambe gauche. L'enflure et les douleurs n'ont disparu que le 3 juin.

Thorax normal, bien bâti ; creux claviculaires peu marqués. A gauche, la limite inférieure un peu plus profonde qu'à droite.

Limites :

A droite : sommet, 3 centimètres ; isthme, 6 centimètres ; limite externe, 11 centimètres un tiers ;

A gauche : sommet, 5 centimètres et demi ; isthme, 7 centimètres ; limite externe, 12 centimètres.

A la *percussion*, à droite, au sommet, son plus obscur et plus élevé qu'à gauche ; pendant l'inspiration, le son ne s'éclaircit pas autant qu'à gauche ; son obscur en avant jusqu'à la 2e côte et dans la fosse sus-épineuse.

A gauche, son obscur en avant jusqu'à la 3e côte ; dans la fosse sous-épineuse, son affaibli sur une largeur de 4 travers de doigt.

Signes stéthoscopiques : à droite, au sommet, respiration voilée, affaiblie ; dans la fosse sus-épineuse, inspiration rude, aiguë.

A gauche, au sommet, inspiration un peu rude, voilée ; en avant, inspiration saccadée jusqu'à la 3e côte ; dans la fosse sus-épineuse, inspiration aiguë ; dans la fosse sous-épineuse, respiration affaiblie.

Radiographie. — Les deux sommets sont plus sombres que normalement et ne s'éclaircissent pas pendant l'inspiration profonde aussi bien qu'à l'état normal. Le sommet droit semble plus profond que le gauche et apparaît, en général, un peu plus foncé que le gauche.

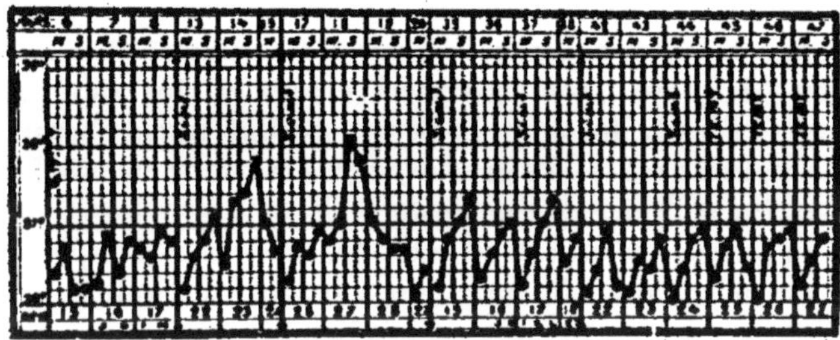

FIG. 5.

Toux et expectoration n'existent pas.

Poids, 101 livres.

Le 16 *juin*, l'injection de 0 cmc. 001 de tuberculine R a produit une élévation de la température de 0°,6.

Réaction du sérum antistreptococcique (doses, 1-5 centimètres cubes) : maux de tête, élévation de la température.

Le 7 *juillet* (à la 5e injection), survient l'expectoration pour la première fois, dans laquelle on a trouvé de nombreux coques, mais point de bacille tuberculeux.

A la suite des injections du sérum un travail inflammatoire s'est produit dans le lupus (démangeaisons et chatouillement) ; quelque temps après, fonte de quelques nodules et cicatrisation non douteuse par places. Le lupus a certainement diminué de volume et pâli depuis le commencement du traitement anti-streptococcique.

A la fin juillet, la malade ne réagissait plus aux injections quotidiennes d'un centimètre cube de sérum ; la température ne dépasse pas 37°.

Le 28 *juillet*, dernier examen physique.

Limites :

A droite : sommet, 5 centimètres ; isthme, 6 centimètres un tiers ;

A gauche : sommet, 5 centimètres ; isthme, 6 centimètres ;

La limite supérieure du poumon gauche devient plus mobile.

A la *percussion*, à droite, on trouve au sommet et en avant jusqu'à la 2e côte, son légèrement obscur et plus élevé qu'à gauche ; dans la fosse sus-épineuse, son légèrement obscur en comparaison avec le côté gauche jusqu'à la moitié entre le bord du trapèze et l'épine de l'omoplate.

A la *percussion*, on entend à droite, au sommet, l'inspiration un peu voilée ; dans la fosse sus-épineuse, inspiration rude, affaiblie ; sous la clavicule, inspiration légèrement saccadée, expiration un peu prolongée.

A gauche, au sommet et dans la fosse sus-épineuse, inspiration un peu rude ; en avant jusqu'à la 2e côte, inspiration un peu saccadée, et dans la région claviculaire, inspiration un peu voilée.

Ailleurs, dans toute l'étendue des deux poumons, respiration normale.

Poids, 106 livres ; donc, une augmentation de 5 livres.

Observation XXII.

Nil..., 25 ans, papetière, entre à la clinique le 11 juin 1903.

Rien à noter dans les antécédents héréditaires.

Onze sœurs sont mortes, pour la plupart, dans le bas âge. Un frère vit et se porte bien.

Réglée à 14 ans, perd très peu de sang, et souvent les règles viennent d'une façon irrégulière.

Dans l'enfance a eu la rougeole et la diphtérie.

Dans les trois dernières années la malade était toujours anémique, éprouvait de la lassitude et se fatiguait très vite pendant l'accomplissement de son service.

Le 11 *mai*, après un refroidissement, elle a eu une pleurésie.

Après un repos de 8 jours et le traitement par les compresses chauffantes, son état s'est amélioré; néanmoins elle avait toujours des points de côté et des douleurs dans le dos, toussait et avait, tous les matins, une expectoration.

En essayant de reprendre son service dans le magasin, elle se sentit plus mal, l'appétit était nul, elle maigrissait à vue d'œil, transpirait au moindre effort, transpirait souvent aussi la nuit, avait de l'oppression respiratoire, des palpitations et une fatigue continuelle.

De taille et de constitution moyennes, avec figure et muqueuses pâles, la malade se présente à la consultation dans un état général mauvais. Elle est couverte presque sur toute la poitrine et dans le dos par le pityriasis versicolor.

Limites, à droite : sommet, 4 centimètres; isthme, 5 centimètres ; limite externe, 12 centimètres et demi.

Limites, à gauche : sommet, 5 centimètres; isthme, 6 centimètres; limite externe, 13 centimètres.

Limite postéro-supérieure : à droite, va jusqu'à la hauteur de la 3e vertèbre dorsale; à gauche, de la 2e vertèbre dorsale.

A la *percussion*, à droite, son obscur au sommet et dans la fosse sus-épineuse.

A gauche, son légèrement obscur dans la fosse sus-épineuse.

Signes stéthoscopiques: à droite, au sommet et dans la fosse sus-épineuse, inspiration rude; en avant, jusqu'à la 2e côte, inspiration saccadée, expiration un peu prolongée et soufflante; dans la fosse sous-épineuse, inspiration affaiblie en comparaison avec le côté gauche.

A gauche, au sommet, inspiration rude, affaiblie; dans la fosse sus-épineuse, râles crépitants, surtout pendant l'expiration.

La malade tousse peu, surtout le soir.

Expectoration peu abondante, muqueuse visqueuse, parfois mêlée à une petite quantité de sang, contient des diplocoques et des streptocoques en courtes chaînettes; point de bacilles de Koch.

Radiographie le 23 juin. — Les deux sommets sont plus foncés qu'à l'état normal, surtout le gauche. Ils ne s'éclaircissent pas pendant l'inspiration profonde aussi bien que normalement, surtout du côté gauche.

Poids, 125 livres.

Réaction au sérum antistreptococcique (doses, 1 à 5 centimètres cubes); de légères élévations de la température (0°,5), maux de tête, points dans le côté gauche.

Le 30 *juin*, dernier examen. Limites:

A droite : sommet, 4 centimètres et demi; isthme, 6 centimètres.

A gauche : sommet, 6 centimètres; isthme, 6 centimètres et demi.

A la *percussion*, à droite, son un peu obscur au sommet et dans la fosse sus-épineuse.

A l'*auscultation* : à droite, au sommet, inspiration rude, expiration un peu prolongée; dans la fosse sus-épineuse, de même; en avant jusqu'à la 2e côte, inspiration un peu saccadée, de même dans la fosse sous-épineuse.

A gauche, au sommet, inspiration légèrement affaiblie; dans la fosse sus-épineuse, inspiration un peu saccadée.

Le 3 *juillet*, 2e examen radiographique.

Les deux sommets s'éclaircissent, mais pas autant encore qu'à l'état normal.

Etat général bon.

Poids, 130 livres; donc augmentation de 5 livres.

Observation XXIII.

M. Len..., 34 ans, entre à la clinique le 13 juin 1903.

Mère morte de phtisie pulmonaire; sœur souffre d'une affection pulmonaire; frère tousse; mari atteint de ramollissement cérébral.

La malade a eu 2 avortements et 3 grossesses à terme : un enfant mort d'athrepsie, un autre mort à 14 mois d'inflammation pulmonaire, la troisième soigné à l'hôpital pour scrofule (adénites cervicales, suppuration de l'oreille, tumeur blanche du pied).

Elle eut en 1902, à son dire, une néphrite; après cette maladie pendant longtemps elle resta anémique.

La maladie actuelle a débuté il y a un an ; après un refroidissement la malade se plaignait de mal de tête, d'anorexie, de la toux et de l'expectoration ; à l'hôpital on a fait le diagnostic du catarrhe des sommets. Encore cet hiver elle a eu plusieurs fois des rhumes, des maux de gorge, toussait beaucoup sans expectorer. Elle fut soignée par des pointes de feu.

Actuellement, la malade se plaint de maux de tête, de manque d'appétit, de lassitude, de sueurs nocturnes, de la toux et de l'expectoration.

La malade est de taille moyenne, amaigrie, anémique.

Thorax aplati et allongé. Les omoplates en forme d'ailes. Les espaces intercostaux élargis. Les creux sus et sous-claviculaires très marqués.

Les sommets des poumons ne se dilatent pas bien pendant la respiration.

Limites:

A droite, sommet, 3 centimètres et demi; isthme, 4 centimètres trois quarts ; limite externe, 10 centimètres et demi.

A gauche : sommet, 4 centimètres et demi ; isthme, 5 centimètres et demi; limite externe, 10 centimètres.

A la *percussion*, à droite, au sommet, matité, son tympanique en avant jusqu'à la 3e côte, et dans la fosse sus-épineuse, matité ; dans la fosse sous-épineuse jusqu'à la moitié de l'omoplate, matité.

A gauche, au sommet, matité, son tympanique ; dans la région claviculaire, la matité s'étend jusqu'à la matité du cœur ; dans la fosse sus-épineuse, matité.

A l'*auscultation*, à droite, au-dessus de la clavicule, respiration bronchique sonore, craquements isolés ; à partir de la 3e côte, murmure vésiculaire; dans la fosse sus-épineuse, inspiration affaiblie, expiration bronchique; dans la fosse sous-épineuse, respiration vésiculaire aiguë ; entre les omoplates, inspiration couverte par des bouffées de râles, expiration bronchique.

A gauche, dans la fosse sus-claviculaire, inspiration affaiblie, saccadée; sous la clavicule, inspiration bronchique aiguë légèrement sonore; dans la fosse sus-épineuse, inspiration rude, expiration fortement bronchique ; dans la fosse sous-épineuse, respiration voilée; entre les omoplates, murmure vésiculaire.

La malade a une toux sèche, surtout le matin, et une expectoration abondante, muco-purulente, qui contient de rares bacilles de Koch et beaucoup de diplocoques et de streptocoques.

Poids, 105 livres.

Radioscopie. — Les deux sommets sont fortement assombris et ne s'éclaircissent pas du tout, même pendant l'inspiration profonde.

A droite, l'opacité s'étend un peu plus fortement jusqu'à la limite inférieure du lobe moyen, tandis que la base droite s'éclaircit davantage pendant l'inspiration. D'autre part, on voit à gauche une opacité qui se termine près de l'ombre du cœur, lequel vient jusqu'au bord supérieur de la 3e côte, et cette image foncée s'éclaircit un peu plus dans la région sous-claviculaire qu'à la base.

Le 17 *juin*, à la suite de l'injection de 0 cmc. 001 de tuberculine brute : mal à la tête, lassitude, points de côté, élévation de la température (0°,4).

Réaction au sérum antistreptococcique de Menzer (dose 1 à 2 centimètres cubes).

Douleurs violentes dans les deux épaules, points douloureux entre les omoplates. Toux plus forte, mais plus libre, expectoration plus abondante, nummullaire, se détachant facilement, qui contient de nombreux coques et beaucoup de bacilles tuberculeux ; élévation de la température de 0°,5 à 1°.

Le 30, injection d'un centimètre cube du sérum normal du cheval, reste sans réaction.

En un mois et demi la malade a reçu 11 centimètres cubes de sérum de Menzer.

Le 31 *juillet*, examen de sortie.

Les parties supérieures du thorax se dilatent mieux.

A droite : sommet, 6 centimètres; isthme, 6 centimètres; limite externe, 11 centimètres.

A gauche : sommet, 5 centimètres; isthme, 7 centimètres; limite externe, 12 centimètres.

A droite, limite inférieure bien mobile, jusqu'à la 1re vertèbre lombaire.

A la *percussion*, à droite, matité; ailleurs, dans toute l'étendue du poumon droit, son plein, presque tympanique.

A gauche, légère matité dans la fosse sus-épineuse; au-dessus de la clavicule, forte matité; dans la région claviculaire, la matité va se confondre avec celle du cœur; partout ailleurs, son plein, presque tympanique.

A l'auscultation, à droite, dans la fosse sus-claviculaire, inspiration bronchique un peu rude, râles ronflants; sous la clavicule, respiration obscure; dans la fosse sus-épineuse, inspiration voilée, expiration soufflante, quelques craquements; dans l'espace interscapulaire, bouffée de râles, expiration bronchique; à la base, respiration vésiculaire aiguë.

A gauche, au-dessus de la clavicule, respiration broncho-vésiculaire, craquements isolés; en avant, jusqu'à la 3e côte, inspiration voilée, légèrement saccadée; dans la fosse sus-épineuse, respiration bronchique; à la base, respiration vésiculaire faible, expiration en partie saccadée.

La *radioscopie* prise le 17 juillet montre une amélioration des lésions pulmonaires en comparaison avec l'examen précédent, en ce sens que les lobes inférieurs de deux côtés dans une étendue de trois à quatre travers de doigt s'éclaircissent un peu plus.

A présent, le malade n'a plus d'expectoration, tousse très peu, ne se plaint plus de points de côté ni de fatigue.

Elle respire beaucoup plus librement qu'à son entrée à la clinique.

Poids, 111 livres ; augmentation de 6 livres.

Observation XXIV.

M. Schul..., fillette, âgée de 11 ans, est admise à la clinique le 16 juin 1903.

Vers la fin de 1903, la malade a eu un mal de gorge qui s'accompagna d'une forte toux, de la perte d'appétit, de transpirations pendant la nuit, d'une fatigue continuelle.

Actuellement, l'enfant se plaint en plus de maux de tête et d'oppression respiratoire.

L'enfant, d'une taille moyenne, avec des os grêles, présente une figure pâle, les muqueuses décolorées. Musculature et pannicule adipeux peu développés. Adénites cervicales légères. Thorax étroit et aplati. Les creux claviculaires plus marqués à droite.

Limites :

A droite : sommet, 3 centimètres ; isthme, 5 centimètres ; limite externe, 11 centimètres.

A gauche : sommet, 4 centimètres ; isthme, 5 centimètres et demi ; limite externe, 11 centimètres.

A la *percussion*, à droite, au sommet, son légèrement plus obscur que du côté gauche ; son obscur dans la fosse sus-épineuse ; en arrière, en bas, matité sur une largeur de 3 travers de doigt à partir de l'angle de l'omoplate.

A gauche, dans toute l'étendue, sonorité normale.

A l'*auscultation*, à droite, au sommet et dans la région sus-claviculaire, inspiration voilée, à la fin, de râles sibilants ; directement sous la clavicule, quelques sibilances ; plus bas, respiration normale ; dans la fosse sus-épineuse, inspiration bronchique sonore, expiration prolongée ; dans l'espace interscapulaire, craquements isolés ; à la base, respiration affaiblie, quelques craquements, parfois des râles sibilants.

A gauche, au sommet, inspiration aiguë ; dans la fosse sus-épineuse, quelques râles pendant l'inspiration ; dans la fosse sous-épineuse, respiration affaiblie, craquements isolés.

Radiographie le 17 juin.

Les deux sommets apparaissent plus foncés que normalement, et s'éclaircissent peu pendant l'inspiration profonde.

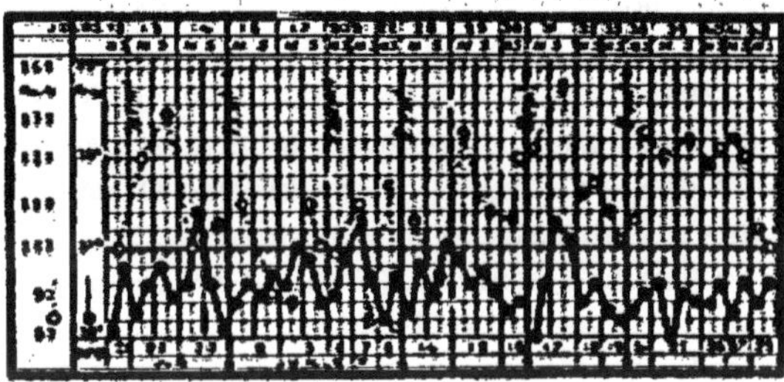

FIG. 6.

En outre, on voit dans la région sous-claviculaire, entre la 4e et la 5e et plus loin entre la 5e et la 6e côte, deux images sombres distinctes, qui sont séparées par un espace clair.

La malade tousse, surtout le matin. Son expectoration, peu abondante, est visqueuse, légèrement purulente ; pas de bacilles de Koch.

Poids, 67 livres.

Réaction par le sérum antistreptococcique (doses, 0cmc.5 à 2 centimètres cubes) ; élévation de la température de 1° ; augmentation de la toux ; expectoration reste sans changement.

Dans cette observation (comme dans ob. XVI), il est à noter l'action particulière qu'exerce le sérum de Menzer sur les fonctions cardiaques. A la suite des injections du sérum (0cmc. 5), on observait des palpitations, le pouls devenait souvent précipité, les pulsations s'élevaient pour atteindre le chiffre de 130-140 à la minute. On constatait également la disproportion entre le pouls et la température. On entend, à l'auscultation du cœur, un souffle présystolique à la pointe.

A cause de ces phénomènes insolites, il était très délicat d'appliquer intégralement le traitement antistreptococcique.

En 45 jours, la malade n'a reçu que 9 centimètres cubes de sérum.

Le 21 *juillet*, nouvel examen.

Etat général bon, plus de mal de tête, plus de points de côté, plus de palpitations, léger état de fatigue.

Pendant l'inspiration profonde, la partie supérieure de la cage thoracique du côté droit reste encore un peu en arrière.

Limites, à droite : sommet, 4 centimètres et demi ; isthme, 6 centimètres ; limite externe, 11 centimètres.

Limites, à gauche : sommet, 4 centimètres ; isthme, 6 centimètres ; limite externe, 12 centimètres.

Limite supéro-postérieure se trouve des deux côtés à la hauteur de la 2e vertèbre dorsale.

A la *percussion*, à droite, au sommet, son un peu plus obscur qu'à gauche ; en avant jusqu'à la 2e côte, de même ; son obscur dans la fosse sus-épineuse.

A gauche, son plus obscur qu'à l'état normal dans la partie externe de la fosse sus-épineuse ; dans la fosse sous-épineuse, son affaibli sur une largeur de un travers de doigt ; en haut, en avant jusqu'à la 2e côte, son très légèrement obscur.

A l'*auscultation*, à droite, au sommet, inspiration voilée, expiration soufflante ; dans la région claviculaire, inspiration saccadée jusqu'à la 3e côte, de même plus bas, mais à un degré moindre dans la fosse sus-épineuse, inspiration voilée, expiration soufflante, râles ronflants ; entre les omoplates, inspiration broncho-vésiculaire ; dans la fosse sous-épineuse, inspiration légèrement saccadée.

A gauche, au sommet, inspiration saccadée, expiration légèrement prolongée ; en avant, jusqu'à la 3e côte, expiration prolongée aiguë, légèrement saccadée ; dans la fosse sus-épineuse, inspiration très aiguë, un peu soufflante, sonore, expiration prolongée ; dans l'espace interscapulaire, inspiration broncho-vésiculaire ; dans la fosse sous-épineuse, inspiration un peu saccadée, expiration un peu rude, quelques râles ronflants.

La toux et l'expectoration n'existent plus.

Le 29 *juillet*. — Poids, 74 livres ; donc une augmentation de 7 livres.

Tableau résumant les observations de 24 tuberculeuses traitées systématiquement par le sérum antistreptococcique de Menzer (Dr Ostrovsky).

Numéros d'ordre	Age	Profession	Hérédité	Antécédents personnels	Évolution de la maladie	Examen bactériologique	Durée du traitement	Poids à l'entrée et à la sortie en livres	Réaction de la température en degrés	Symptomatologie générale, accidents
1	21	Ouvrière.	Père † phtisie laryngée, mère † phtisie pulmonaire.	Scrofule, pneumonie, tumeur blanche du pied.	2e degré, catarrhe des sommets.	Après l'injection, diplo et streptocoques.	7 m. 10 j	101 + 7	0,5-1,6	Maux de tête, points de côté, gonflement des glandes sous-maxillaires, augmentation de la toux, d'expectoration, de râles aux sommets, apparition de râles à la base.
2	19	»	»	Rougeole, influenza.	1er degré, infiltration aux sommets.	Diplo, streptocoques.	5 m. 20 j.	100 + 13	1-2	Augmentation de la toux, d'expectoration, de râles, points dans le côté droit, chute de la température.
3	14	Domestique.	Père rhumatisant.	Hémoptysies, fluxion pulmonaire.	2e degré, ramollissement sommet droit.	Diplo, streptocoques.	4 m.	59 1/2 + 9 1/2	0,5-1,6	Maux de tête, augmentation de la toux, d'expectoration, de râles. Apparition de bacilles de Koch dans les crachats.
4	22	Coiffeuse.	Père † cause inconnue.	Influenza, laryngite.	2e degré, ramollissement du poumon droit.	Diplo, streptocoques.	2 m.	118 + 1 1/2	0,5-0,8	Lassitude, augmentation de râles et de points de côté.
5	22	Repasseuse.	Père † hémorragie pulmonaire, mère asthmatique.	Rougeole, scarlatine, diphtérie.	2e degré, ramollissement sommet droit. Pleurésie sèche.	Diplo, streptocoques.	3 m.	111 + 10	0,5	Augmentation de la toux et d'expectoration. Maux de tête et points de côté.
6	25	Cuisinière.	»	Diphtérie, chloro-anémie, rhumatisme articulaire aigu, hémoptysie.	3e degré, infiltration des 2 poumons ; ramollissement des sommets.	Diplocoques, bacille de Koch.	3 m. 10 j.	126 1/2 + 23 1/2	0,5	Mal de tête, augmentation de la toux, de râles, inflammation des amygdales et gonflement des ganglions du cou.
7	22	»	»	Hémoptysie.	3e degré, infiltration P. D., ramollissement P. G.	Diplo et streptocoques, bacille de Koch.	5 m.	119 1/2 − 9 1/2	0,5-1,7	Augmentation de la toux, d'expectoration, de râles. Hémoptysie !!
8	12	»	»	Scrofule, rhumes, pharyngite.	1er degré, infiltration, adénopathie trachéo-bronchique.	—	3 m. 15 j.	51 + 13	1-2	Maux de tête, augmentation de la toux et de râles de bronchite.
9	26	Domestique.	»	Chlorose, otorrhée.	3e degré, ramollissement P. D., infiltration P. G.	Diplo et streptocoques, bacille de Koch.	3 m.	95 1/2 + 9	0,5-1	Augmentation de la toux, d'expectoration, de râles. Rejet en masse de bacilles tuberculeux.
10	13	»	Père † phtisie.	Rougeole, scarlatine, hémoptysie.	2e degré, infiltration sommet G., ramollissement P. D.	Diplo, streptocoques.	3 m. 10 j.	63 1/2 + 17 1/2	0,5-0,8	Augmentation de la toux. Apparition de râles et de points de côté.
11	8	»	Père † phtisie pulmonaire, mère tuberculeuse.	Rachitisme, bronchites, diphtérie, trachéotomie.	3e degré, ramollissement P. G., infiltration P. D.	Après l'injection, bacilles de Koch.	4 m.	58 + 2 1/2	0,5-1	Otorrhée. Rougeur de la gorge. Erythème fugace généralisé, gonflement des glandes lymphatiques et inflammation des amygdales.
12	27	»	Père † pneumonie ; grand'mère paternelle † phtisie.	Laryngite, adénite cervicale, anémie, catarrhe pulmonaire.	2e degré, infiltration P. D., ramollissement P. G.	Nombreux coques.	4 m.	97 1/2 + 13 1/2	0,5-1	Maux de tête, augmentation de la toux, d'expectoration, de râles. Points de côté.
13	16	Ouvrière.	Père † pneumonie chronique.	Rougeole.	1er degré, induration des sommets.	Après l'injection, diplo et streptocoques.	2 m. 15 j.	59 + 17	0,5-1,8	Mal de tête, augmentation de l'expectoration et de la toux. Apparition de râles de bronchite aux sommets. Leucocytes dans les crachats.

Numéros d'ordre	AGE	PROFESSION	HÉRÉDITÉ	ANTÉCÉDENTS PERSONNELS	ÉVOLUTION DE LA MALADIE	EXAMEN BACTÉRIOLOGIQUE	DURÉE du traitement	POIDS à l'entrée et à la sortie en livres	RÉACTION de la température en degrés	SYMPTOMATOLOGIE GÉNÉRALE. ACCIDENTS
14	18	Domestique.	Père tuberculeux.	Catarrhe des sommets.	3e degré, infiltration P. D., ramollissement P. G.	Bacille tuberculeux.	2 m.	108 — 5 1/2	0,5-3	Maux de tête, points de côté, augmentation de la toux et de l'expectoration. Appétit devient meilleur après chaque injection (subject).
15	16	Domestique.	»	Rougeole, laryngite, chlorose.	1er degré, infiltration, bronchite sommet G.	—	1 m. 20 j.	91 1/2 + 7 1/2	0,5-2	Maux de tête, nausées, perte d'appétit, points de côté, légère augmentation de la toux, bouffées de craquements secs.
16	29	»	Deux enfants malades.	Rougeole, pelvi-péritonite, catarrhe pulmonaire.	1er degré, prétuberculose, sommet D.	—	2 m. 10 j.	96 + 7	0,7-2,1	Maux de tête, points douloureux dans la poitrine, augmentation de l'expectoration. Chute graduelle de la température à 37°.
17	14	»	Mère tuberculeuse.	Catarrhe pulmonaire.	1er degré, induration des sommets.	Nombreux coques.	2 m. 5 j.	92 1/2 — 3	0,5-1,2	Grande lassitude, augmentation de la toux et de l'expectoration. Tachycardie, pouls faible.
18	17	Ouvrière.	Père † pneumonie.	3 fois pneumonie ; à 8, 10, 12 ans.	1er degré, infiltration des sommets, bronchite sommet D.	Nombreux coques.	1 m. 25 j.	90 + 2 1/2	1	Maux de tête, points de côté, augmentation de la toux, de l'expectoration, de râles.
19	30	Papetière.	Mère † maladie du cœur.	Rougeole, scarlatine, diphtérie, avortement péritonite locale.	1er degré, induration des sommets.	—	1 m. 15 j.	120 — 6	0,5-1,8	Maux de tête, points de côté, toux, expectoration, faiblesse, amaigrissement.
20	34	Blanchisseuse.	»	Rhumes, hémoptysies.	3e degré, ramollissement des poumons, caverne P. G., fièvre hectique.	Streptocoques, bacilles de Koch.	1 m. 25 j.	90 — 2	2	Lassitude générale, augmentation de la toux et d'expectoration. Amélioration de l'état général, puis rechutes.
21	21	Domestique.	Père † phtisie pulmonaire, mère † cancer de l'estomac.	Lupus vulgaire, phlébite à la jambe gauche	1er degré, induration des sommets, lupus vulgaire.	Après l'injection, nombreux coques.	1 m. 20 j.	101 + 5	0,5-1,5	Maux de tête, apparition de crachats ; à la fin, pas de réaction thermométrique. Démangeaisons, chatouillement dans le lupus. Cicatrisation de quelques nodules.
22	25	Papetière.	»	Rougeole, diphtérie, anémie, pleurésie.	1er degré, infiltration du sommet G.	Diplo, streptocoques courts.	1 m.	125 + 5	0,5	Maux de tête, points de côté.
23	34	»	Mère † tuberculose pulmonaire.	Néphrite, anémie, bronchites.	2e degré, ramollissement du sommet D., induration du sommet G.	Diplo, streptocoques, bacilles de Koch.	1 m. 15 j.	105 + 6	0,5-1	Douleurs dans la poitrine, entre les omoplates. Augmentation de la toux et d'expectoration. Dans les crachats, nombreux coques et bacilles de Koch.
24	21	»	»	Scrofule, anémie, affection du cœur.	2e degré, catarrhe pulmonaire, ramollissement du sommet D.	—	1 m. 20 j.	87 + 7	0,8	Augmentation de la toux. Palpitations, tachycardie, disproportion entre le pouls et l'élévation de la température.

Nous pouvons maintenant consigner les résultats thérapeutiques obtenus par M. Menzer dans ces 24 observations.

1er degré (classification d'après Turban). — Guérison (dans le sens clinique) dans 11 cas, en 3 mois 1/5, en moyenne, dont dans 2 cas (1er et 2e degré) augmentation du poids, 12 livres.

Trois cas, encore en traitement, notablement améliorés, avec une augmentation de 5 livres en 1-4 mois, en moyenne.

2e degré. — Guérison dans 1 cas après 3 mois de traitement, avec augmentation de 10 livres.

Une sensible amélioration dans 1 cas après 3 mois de traitement avec augmentation de 17 livres et demie.

De même dans 1 cas après le traitement de 1-4 mois avec augmentation de 5 livres.

3e degré. — Une notable amélioration dans 5 cas.

1e après	1-4 mois.	+ 6 livres.
2e —	4 —	+ 17 —
3e —	3 mois et demi. .	+ 23 livres et demie.
4e —	4 —	+ 2 — —
5e —	4 mois deux tiers.	+ 9 livres.

Dans 2 cas, une amélioration relative, avec perte du poids.

1e après	2 mois et demi. .	— 5 livres et demie.
2e —	5 mois et demi. .	— 9 — —

Un cas de phtisie galopante — douteux, semble amélioré (obs. 20) après 1 mois 2/3. — Perte de 2 livres.

Il est fort intéressant et instructif de comparer les résultats obtenus par M. Menzer avec ceux qu'on obtient dans les sanatoria allemands, où on combine le traitement hygiéno-diététique avec les injections de la nouvelle tuberculine de Koch.

Le docteur Bandelier, directeur du sanatorium de Cottbus a publié ses statistiques :

1er degré. — Guérison dans 3 cas en 3 mois, en moyenne avec augmentation de 6 livres.

(Menzer, 8 cas en 3 mois et demi avec augmentation de 12 livres.)

2e degré. — Amélioration notable dans 26 cas après 7 mois et demi, avec augmentation de 12 liv. 8.

Disparition de râles au sommet seulement chez 4 malades.

(Menzer, 3 cas, dont 1 guéri en 3 mois, 2 améliorés en 3 et en 1,4 mois.)

Le docteur Moeller, directeur du sanatorium de Belzig, donne les chiffres suivants :

Pour les malades du sexe féminin, augmentation du poids, 4 kg. 1 à 5 kg. 3 (maximum) en 7 mois. Perte du poids, 2 kg. 500.

1er degré. — Guérisons : traitement hygiéno-diététique, 31,4 p. 100 ; combiné avec tuberculine R., 84,6 p. 100.

2e degré. — Guérisons : traitement hygiéno-diététique, 0 p. 100.

Combiné avec tuberculine R., 18,7 p. 100.

Ainsi, en comparant les résultats obtenus par le traitement systématique avec le sérum antistreptococcique avec ceux qu'on obtient dans les sanatoria allemands, où on soigne les tuberculeux, aux deux premières périodes de la maladie, par une méthode mixte hygiéno-diététique, combinée avec l'emploi de la tuberculine R, nous constatons que les premiers ne sont pas plus mauvais, même supérieurs aux seconds, surtout si on tient compte de ce fait que M. Menzer traitait ses malades dans les conditions peu favorables d'un hôpital urbain. — Il est à noter même que les deux malades (obs. nos 1 et 3) ont été guéries pendant les mois d'hiver.

Les études du docteur Menzer sur le traitement sérothérapique de la phtisie pulmonaire ne sont pas encore terminées; la méthode est trop récente pour juger si les malades chez lesquelles on a constaté la guérison vont se maintenir dans cet état pendant longtemps; mais dès à présent il faut bien augurer du sérum antistreptococcique de Menzer dans le traitement de l'infection mixte tuberculeuse. Ce qui est remarquable et digne d'être noté dans tous les cas observés, c'est cette réaction typique qui ferait douter au premier abord de la spécificité de la tuberculine, la réaction qui après l'injection de petites doses 0 cmc. 3, 0 cmc. 5, 1 centimètre cube du sérum, provoque une leucocytose manifeste, une élévation de la température, une recrudescence de la toux, de l'expectoration et d'autres phénomènes d'ordre toxique, sans danger de l'hémoptysie, ce qui est très important à noter dans la phtisie pulmonaire, où la congestion péri-tuberculeuse doit être considérée comme une complication très fâcheuse pour la marche de la maladie.

Une série de réactions, ce que j'appelle le cycle thérapeutique, conduit graduellement à une notable amélioration de l'état général, du sensorium, à un relèvement de l'appétit, à une augmentation du poids, à la disparition de la fièvre, de la toux, de l'expectoration, à la guérison des processus d'infiltration pulmonaire limitée, et, autant qu'on peut en juger par l'amendement de signes physiques et par les changements dans les images radioscopiques, une régression des lésions tuberculeuses plus avancées.

Le seul inconvénient de la sérothérapie antistreptococcique, c'est qu'on ne peut prévoir la réaction provoquée, même avec un dosage le plus circonspect, ce qui fait que cette méthode devrait être appliquée dans les hôpitaux, dans les sanatoria ; ce n'est que dans les classes aisées qu'on pourrait traiter les malades chez eux.

Mon étude critique comporte quelques conclusions.

L'importance de l'infection mixte dès le début de la tuberculose pulmonaire est démontrée par la sérothérapie antistreptococcique, qui doit prendre dorénavant une place d'honneur dans la lutte antituberculeuse.

Ce premier essai est encourageant ; comme on le voit, on peut attendre du sérum antistreptococcique des effets divers dans la phtisie pulmonaire ; qu'on n'en reste pas là : il s'agit encore de déterminer toutes les indications de son emploi immédiat et direct dans le traitement de la tuberculose pulmonaire.

Nous avons démontré que la sérothérapie antistreptococcique doit être appliquée principalement dans les infections tuberculeuses associées, même polymicrobiennes, dans les phtisies ulcéreuses, dans les processus bronchopneumoniques de la phtisie pulmonaire chronique, dans les catarrhes bronchitiques des sommets, dans les lésions paratuberculeuses streptococciques ; qu'on ne demande au sérum antistreptococcique que ce qu'il peut donner, et surtout qu'on n'exige pas de lui de réduire et de guérir toutes les grosses lésions tuberculeuses, il ne suffira pas à toutes ces tâches !

La sérothérapie antistreptococcique, si j'ose m'exprimer ainsi, serait le traitement monospécifique de la phtisie tuberculeuse streptococcienne des poumons.

CHAPITRE IV

Étude pharmaco-dynamique et pathogénique du sérum antistreptococcique dans la phtisie pulmonaire.

Connaître les effets physiologiques que provoquent les médicaments, c'est savoir comment on intervient, a dit mon illustre maître, M. le professeur Bouchard.

Innombrables sont les questions que nous devons résoudre pour expliquer comment agit le sérum antistreptococcique dans la tuberculose pulmonaire.

Certainement « cet acte thérapeutique est justifié par une idée, par une analogie », comme s'exprimait le grand Trousseau dans son introduction de la *Clinique de l'Hôtel-Dieu ;* mais il faut encore démontrer que les effets sur l'organisme, que nous avons constatés au lit du malade, sont sous la dépendance exclusive de cette médication nouvelle ; il faut expliquer les différents mécanismes qu'il met en action pour influencer le processus tuberculeux. C'est que, dans la phtisie pulmonaire, il ne s'agit pas seulement de lutter avec le bacille de Koch, dont la présence au sein du tissu pulmonaire provoque la formation de la granulation tuberculeuse, mais encore avec des associations polymicrobiennes qui compliquent l'infection fondamentale, avec les toxines spécifiques, dont la tuberculine est la résultante.

Mais le problème de la thérapeutique de la phtisie pulmonaire ne s'arrête pas là, puisqu'il faut encore influencer les toxines polymicrobiennes qui proviennent des infections secondaires surajoutées à la tuberculisation primitive du poumon, à la désorganisation du tissu propre des poumons et à la résorption de toutes les matières toxiques qui en est la conséquence naturelle et fatale.

Pour expliquer l'action du sérum antistreptococcique dans la phtisie pulmonaire, où tant de processus pathologiques entrent en jeu, je suis obligé d'étudier en premier lieu les effets immédiats que provoque l'injection de tuberculine dans la tuberculose pulmonaire.

La tuberculine, comme l'a indiqué le premier Koch, provoque, chez les tuberculeux, une réaction générale et une réaction locale. La réaction générale est mesûrée par l'élévation de la température, et, suivant le degré thermométrique, l'on différencie trois formes de réaction :

Réaction faible ou légère, quand la température ne dépasse pas 38° ;

Réaction moyenne, le thermomètre indique la fièvre de 38 à 38°,7 ;

Réaction forte, quand la température dépasse 38°,7.

Dans la réaction légère, la température commence à monter 10-12 heures après l'injection, atteint le maximum en 4-6 heures, descend ensuite pendant 4-10 heures, et toute la réaction se termine en 24-28 heures.

Pendant cette réaction, l'état général du malade est troublé légèrement, et ordinairement il ne s'aperçoit pas de la fièvre. On note quelquefois des maux de tête, de la lassitude, des malaises et de la perte d'appétit.

Il est impossible de constater dans les lésions pulmonaires la réaction locale en ce moment.

Dans la réaction moyenne, les phénomènes réactionnels sont plus prononcés ; la température commence à monter, en moyenne, 8-10 heures après l'injection, atteint l'acmé pendant 4-6 heures, reste 2-4 heures et descend à la normale en 4-6 heures.

Les phénomènes réactionnels généraux correspondent dans leur intensité à la hauteur de la fièvre ; on note principalement : des maux de tête, des nausées, la perte d'appétit, grande soif, des tiraillements dans les membres, souvent aussi des points de côté et de l'oppression respiratoire.

Tous ces symptômes disparaissent avec la chute de la température. Accélération du pouls et de la respiration en rapport avec la fièvre.

Quand on ausculte le malade au maximum de la réaction moyenne ou le lendemain, on trouve, à la place de la respiration voilée qu'on entendait auparavant, des râles à petites bulles très prononcés.

En même temps, on constate souvent une augmentation de la toux et de l'expectoration.

Tous ces phénomènes réactionnels rentrent dans l'ordre en 36 heures, en moyenne, et les malades ne se ressentent plus de la réaction provoquée.

Dans la réaction forte, les phénomènes apparaissent en 4, 6, 8 heures. La température monte continuellement et atteint le sommet ordinairement en 14-18 heures. On note frissons, serrement de la poitrine, malaise général. La température reste au sommet pendant plusieurs heures, puis tombe lentement; toute la réaction dure plus de 48 heures.

L'état général présente les mêmes symptômes que dans la réaction moyenne, mais à un degré plus fort. Les phénomènes réactionnels consistent en maux de tête, vertiges, nausées, qui vont jusqu'à vomissements, fourmillements dans les jambes, douleurs dans le rachis et le sacrum, points de côté, angoisse respiratoire, etc.

Objectivement, les malades présentent le tableau typique de fébricitants : rougeur de la figure, accélération du pouls, de la respiration, de l'activité cardiaque.

Après 2, au maximum 3 jours, tous les phénomènes disparaissent.

La réaction locale des lésions tuberculeuses est très prononcée. L'expectoration est augmentée, et il arrive souvent après la forte réaction de trouver dans les crachats des bacilles de Koch.

Le docteur Franz note également qu'il a pu entendre dans 2 cas des râles dans les poumons, où avant l'injection de tuberculine il a constaté seulement de la respiration voilée.

Ainsi, la caractéristique de la réaction thermométrique provoquée par l'injection de tuberculine, c'est la durée de l'élévation de la température, qui ne dépasse pas ordinairement 24-36 heures, et la chute critique.

Quand on institue le traitement systématique des tuberculeux par les tuberculines, on note ordinairement qu'au bout de la 10e injection, les malades ne réagissent plus aussi fortement qu'au début des injections, et cela bien que la dose employée soit supérieure de beaucoup à la dose initiale.

Ces faits ont permis à Petruschky de conclure que le traitement systématique par la tuberculine est curatif par deux mécanismes.

1° Il provoque l'hyperhémie locale dans les foyers tuberculeux;

2° Il diminue la sensibilité du malade pour les poisons tuberculeux (immunité toxique).

Et le professeur Brieger remarque que les tuberculines possédant une action spécifique sur les processus tuberculeux sont inactifs sur les infections secondaires; pour cette raison il croit que la première condition du succès soit l'application précoce du traitement spécifique, que la tuberculose soit pure, non compliquée.

Les statistiques donnent raison au professeur Brieger, puisque le docteur Moeller donne les chiffres suivants pour les tuberculeux qui étaient soignés au sanatorium de Belzig.

	Guérisons	
Ier degré :		
Traitement hygiéno-diététique. . .	31,4	p. 100
Traitement systématique avec de la tuberculine R de Koch.	75	—
IIe degré :		
Traitement hygiéno-diététique. . .	1,9	—
Traitement systématique avec de la tuberculine R de Koch.	20,6	—

Après un traitement, long de plusieurs mois (pas moins de 4), on constate que la tuberculine a réduit la température à la normale, là où il y avait une légère fièvre; dans les cas apyrétiques, la réaction ne se produit plus après l'injection d'une dose de 1 gramme quand, au début, on constatait de l'élévation de la température de 1-2° après l'injection d'une dose de 0 cmc. 005, 0 cmc. 01.

L'expectoration est tarie complètement ; pas de bacilles de Koch dans les crachats du matin, plus de toux, et l'auscultation ne révèle plus de râles. Ce sont les effets de la médication spécifique dans les cas de tuberculose pulmonaire au 1er degré.

Au 2e degré, quand les lésions ne sont pas trop étendues, on peut constater encore de bons résultats, mais le pronostic est toujours douteux.

Il s'agit de savoir s'il faut admettre l'explication du professeur Brieger et voir dans cette accoutumance à la tuberculine un processus d'immunisation.

Delépine a constaté également cette tolérance chez les animaux tuberculeux avec le temps (après la cinquième injection), au cours de tuberculinisation; mais cette tolérance est très facile à vaincre.

Il me semble qu'il faut considérer ces phénomènes non pas comme de l'immunité toxique, mais plutôt comme les effets de mithridatisation, d'accoutumance, où chaque apport d'une petite dose de tuberculine provoquerait de la part de l'organisme une action neutralisante ou antitoxique; d'autre part, en mettant en liberté, en mobilisant quelques bacilles tuberculeux, le traitement spécifique permettrait à l'organisme de résorber, de solubiliser, de cicatriser les granulations tuberculeuses, qui perdraient de ce chef leur spécificité.

Avant de passer à l'étude pharmaco-dynamique et pathogénique du sérum antistreptococcique de Menzer, je voudrais dire quelques mots sur les effets physiologiques et thérapeutiques du sérum normal du cheval, puisque cet animal a servi à l'immunisation streptococcique.

Il ne faut pas que nous attribuions à l'influence du streptocoque ce qui appartient en propre au sérum normal du cheval.

Chez l'homme sain, l'injection du sérum normal du cheval provoque, ainsi que toutes les solutions salines, une plus grande activité de la nutrition cellulaire, favorise les oxydations intra-organiques; l'alcalinité du sang augmente, l'urine devient plus abondante, contient plus d'urée. Le sérum incite le système nerveux, on constate une augmentation du pouvoir musculaire, de la capacité respiratoire des poumons, de la pression artérielle, de la puissance digestive. — Les globules rouges augmentent progressivement. En utilisant la voie hypodermique, on évite l'action dissolvante du sérum sur les globules du sang, quand on l'injecte dans les veines,

On a noté de l'érythème autour de la piqûre, quelquefois des éruptions scarlatiniformes.

Le docteur Vidal-Solares a employé le sérum normal du cheval dans un but thérapeutique à l'hôpital des Enfants-Pauvres de Barcelone dans les maladies suivantes : naissance prématurée, diarrhées, anémie, chlorose, chorée, et il a toujours noté l'action tonique et reconstituante du sérum. Les enfants éprouvaient une certaine sensation de bien-être, l'anorexie disparaissait, le poids augmentait, le développement de l'organisme entrait dans sa voie régulière.

MM. Sevestre et Bertin ont noté les effets toniques du sérum de cheval dans la diphtérie.

Nous savons que MM. Héricourt et Richet ont employé le sérum de chien dans la tuberculose pulmonaire, et ils ont conclu que l'effet le plus appréciable a été la stimulation exercée sur les fonctions digestives, et dont les résultats immédiats constituent de vrais coups de fouet donnés à la nutrition : réapparition des forces, suppression des sueurs.

Ainsi, ces auteurs disent : « Il est manifestement acquis, que chez les tuberculeux des 1er et 2e degrés, dont la nutrition était profondément atteinte, dont l'appétit était nul, les digestions très difficiles, l'état de faiblesse très alarmant, les injections du sérum ont fait apparaître très rapidement un appétit parfois surprenant et consécutivement une augmentation du poids, une amélioration des forces, et, dans quelques cas, il a été permis de constater un retour à la vie. »

Et Lenmole (de Naples), qui a employé aussi le sérum de chien dans la tuberculose, remarque : « Quant à ce qui concerne l'état local, il est certain que l'amélioration fut peu sensible : les cavités séchaient un peu, l'expectoration devenait plus muqueuse, mais les bacilles persistaient ; le sérum de sang de chien n'avait donc pas une action directement antibacillaire, agissant plutôt comme excitant spécial de la nutrition. »

L'injection du sérum de cheval est susceptible de produire une légère réaction fébrile qui est sous la dépendance de la quantité injectée (3 à 15 centimètres cubes).

Le docteur Menzer a noté chez les tuberculeuses de petites élévations thermiques (0°,2-0°,5) à la suite d'injection de 1-3 centimètres cubes de sérum normal, qui persistaient quelques heures, et encore ce phénomène n'était pas constant. — Il est intéresssant de noter que le sérum des convalescents de streptococcies aiguës provoque également des élévations thermiques (Lenhartz).

Le sérum normal du cheval, injecté en petite quantité (1-4 centimètres cubes), à part une légère rougeur à l'endroit de la piqûre, accompagnée d'un peu de douleur à la pression dont la durée est de quelques heures dans la généralité des cas, ne provoque pas d'effets sur l'état général et sur les lésions tuberculeuses, et la différence entre la réaction provoquée par les tuberculines et le sérum antistreptococcique de Menzer est remarquable et digne d'être notée.

On emploie la technique ordinaire pour faire l'injection du sérum. L'antisepsie est de rigueur. On fait les injections de préférence dans la partie externe de la hanche, entre les omoplates, dans la masse pectorale ou dans les fesses ; on doit pousser l'injection dans les masses musculaires profondément ; si on tiédit le sérum, l'injection provoque moins de douleur.

Nous avons indiqué déjà que M. Menzer considère comme la dose normale celle qui peut provoquer la réaction générale et locale. D'une façon habituelle, on commence à faire l'injection de sérum par 1 centimètre cube, mais il est bon quelquefois de procéder même par les fractions et n'injecter au début que 0 cmc. 3, 0 cmc. 5, surtout chez les tuberculeux au 2e degré, ou chez les malades nerveux, fébricitants, mal équilibrés ou ayant des lésions pulmonaires sur une grande étendue. La réaction que provoque 1 centimètre cube de sérum antistreptococcique commence déjà 4-6 heures après l'injection. L'analogie est grande entre les phénomènes réactionnels provoqués chez les tuberculeux par les tuberculines et le sérum antistreptococcique. Ainsi, la réaction générale antistreptococcique consiste en maux de tête, malaises, quelques nausées, une irritation de la toux et une augmentation considérable de l'expectoration, dans laquelle on trouve en très grande quantité des leucocytes. L'expectoration contient une masse de microcoques, principalement de diplocoques et de streptocoques, qui présentent souvent des formes dégénératives d'involution, pour la plupart ne se colorant plus au Gram, et souvent on observe ces microorganismes dans le corps de leucocytes. Il arrive que les malades qui n'avaient pas de crachats, qui n'avaient qu'une petite toux sèche, ont commencé à expectorer pour la première fois des crachats globuleux, muqueux, où on a constaté une flore microbienne très considérable, et même M. Menzer a pu déceler dans trois observations (obs. n°s III, XI, XXIII) la présence du bacille tuberculeux, pour la première fois. D'une façon générale, les malades dans les crachats desquelles on a noté la présence du bacille de Koch, après l'injection du sérum rejettent dans l'expectoration des masses de microorganismes, diplostreptocoques et parmi eux également une grande quantité de bacilles de Koch (obs. n^{os} I, XIII, XXI et autres).

Quant aux lésions pulmonaires, elles ont été toujours influencées par les injections du sérum; on pouvait toujours entendre à l'auscultation une augmentation de râles; même, parfois il est arrivé de noter la présence de râles là où auparavant on n'entendait qu'une respiration rude et voilée.

Les injections du sérum antistreptococcique, chez les tuberculeux apyrétiques ou en état de fièvre, provoquent toujours l'ascension thermométrique en même temps que les autres phénomènes réactionnels. La température monte habituellement 4-6 heures après l'injection et peut atteindre 37°,5-38°, le soir, chez les apyrétiques; chez les fébricitants on peut remarquer des ascensions beaucoup plus considérables de la température, mais qui, dans les observations de M. Menzer, n'ont jamais dépassé 39°,6 ; d'une façon générale, on peut dire que l'écart réactionnel au début des injections oscille entre 0°,5 et 2°. Assez souvent on a noté que la température ne montait que 12-24 heures après l'injection, atteignait le maximum le lendemain, vers le soir, se maintenait encore pendant un à deux jours et tombait en lysis au niveau normal et même au-dessous.

Il est arrivé plusieurs fois de noter au début la disproportion entre la réaction thermométrique et la dose du sérum injecté. Ces observations indiquent qu'il faut être très prudent dans les applications de la sérothérapie antistreptococcique chez les tuberculeux et c'est pour cette raison que M. Menzer considère cette méthode applicable surtout dans les établissements *ad hoc*. Au début, il faut que les malades gardent le lit ; après quelques injections, on peut leur donner de la liberté.

On voit par cette description que la réaction provoquée chez les tuberculeux par la tuberculine diffère sensiblement de celle que produit l'injection du sérum antistreptococcique, surtout sous le rapport de phénomènes réactionnels thermométriques ; ce qui fait supposer que c'est par un mécanisme différent que le sérum impressionne l'individu atteint de tuberculose pulmonaire.

Nous avons vu qu'il n'existe aucun rapport entre la dose du sérum employé et la réaction provoquée ; comme conséquence naturelle de cette constatation, il faut noter que dans un cas le traitement systématique exigerait une dose de 50 centimètres cubes en 3-4 mois, et dans un autre on parviendrait à avoir les mêmes résultats avec une dose de 10-20 centimètres cubes de sérum; tout dépend de la réaction que produit le sérum sur le malade, et cette réaction est fonction de plusieurs éléments, parmi lesquels nous avons appris à en connaître quelques-uns : c'est l'étendue des lésions pulmonaires, leur nature, la flore microbienne surajoutée à l'infection fondamentale, la plus ou moins grande impressionnabilité et sensibilité du malade envers les phénomènes réactionnels provoqués par l'injection de sérum. On a noté dans quelques cas les effets étranges, qui ont forcé d'abandonner la méthode sérothérapique ou d'en user avec une très grande circonspection; ce sont les phénomènes du côté du cœur : les palpitations, le pouls précipité, en disproportion avec l'élévation thermique, la tachycardie. Nous avons ajouté le graphique de l'observation n° XXIV, où ces symptômes sont très prononcés. Dans un autre cas (obs. n° XVII), on a noté de la tachycardie et le pouls très faible; après la 3e injection, la malade éprouvait une très grande lassitude, et on était obligé de suspendre les injections, malgré les bons effets qu'elles semblaient produire sur l'état général, excepté ces complications insolites.

Dans un seul cas (obs. n° VII) on a noté l'hémoptysie; mais, d'après toutes les probabilités, elle n'était pas sous la dépendance des injections du sérum; d'ailleurs, elle se produisit 20 jours après la dernière injection de sérum. La malade présente des lésions du 3e degré et a eu déjà des crachements de sang.

Après un certain temps, quand on remarquait l'amélioration de l'état général, de lésions pulmonaires, l'augmentation du poids, on examinait la réaction thermométrique, et, si la température n'était pas influencée trop fortement par le sérum, on faisait des injections tous les jours ou tous les 2-3 jours avec des doses égales ou croissantes pour contrôler les effets de l'accoutumance.

A la fin du traitement par le sérum antistreptococcique, plusieurs malades n'ont plus réagi à l'injection de tuberculine.

Quand on considère le cycle thérapeutique, la série des réactions thermométriques sous l'influence des injections du sérum de Menzer, on constate, chez presque toutes les malades, que le niveau des oscillations, qu'elles soient typiques ou irrégulières, tend à baisser, et à la fin du traitement la température est ramenée à la normale, que les injections du sérum supérieures de 5 et 10 fois à la dose initiale ne peuvent plus faire élever que de quelques dixièmes à un demi-degré.

Le professeur Denys et M. Bordet nous ont appris que le sérum antistreptococcique active la phagocytose, qui joue un rôle principal dans la lutte contre l'infection streptococcique.

Il est intéressant de rapporter ici l'intéressante observation du docteur Herz, assistant de M. Menzer, qui confirme les recherches précédentes sur le mécanisme de vaccination antistreptococcique.

Le docteur Herz a injecté dans un intervalle de 3-4 jours à des malades des doses égales (1-4 centimètres cubes) du sérum normal de cheval et puis du sérum antistreptococcique.

Il a déterminé d'abord le nombre de leucocytes dans le sang, dans les différentes heures de la journée, et après l'injection du sérum normal du cheval, pratiquée le matin, il a constaté presque aucune influence sur le nombre de leucocytes, tandis que le sérum antistreptococcique, injecté quatre jours après, provoquait quelques heures après son injection une leucocytose considérable.

Le docteur Herz a observé l'augmentation de 1.500-2.000 leucocytes, sous l'influence de doses qui ne dépassaient pas 4 centimètres cubes; à cette dose le nombre de

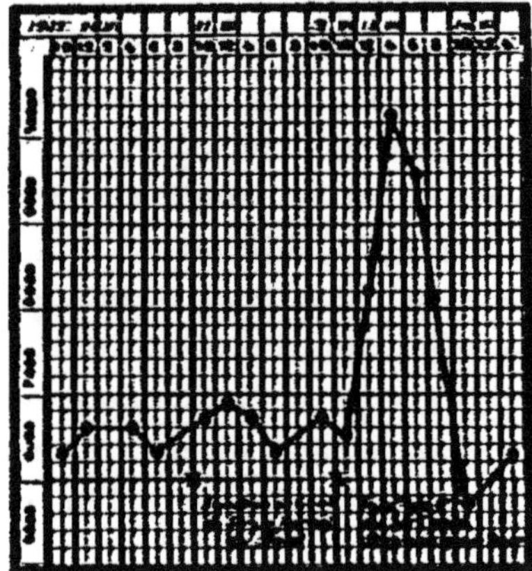

Fig. 7.

leucocytes devenait encore plus considérable (jusqu'à 4.000).

Le graphique ci-joint montre l'influence considérable du sérum antistreptococcique de Menzer sur la leucocytose.

Je dois faire remarquer que l'augmentation de leucocytes a porté surtout sur les polynucléaires.

Dans quelques observations, M. Menzer a noté de la fluxion inflammatoire des amygdales, le gonflement des ganglions lymphatiques du cou, une fois de la glande sous-maxillaire.

Il est intéressant d'attirer l'attention sur l'observation XXI, où, à part la tuberculose pulmonaire, existait une plaque de lupus (non ulcéré) sur la joue. Sous l'influence des injections du sérum antistreptococcique, la malade éprouvait des démangeaisons, des fourmillements, et on notait à ce moment de la rougeur et du gonflement dans la plaque lupique.

Au bout de quelques injections, la disparition de quelques nodules et la cicatrisation par places a été manifestement visible.

Cette observation concorde avec les essais thérapeutiques de MM. Hallopeau et Roger, qui ont noté les effets favorables des toxines streptococciques sur le lupus.

Quels sont les modes d'action du sérum antistreptococcique dans le processus complexe de la phtisie pulmonaire?

A part ces attributs propres, spécifiques contre le streptocoque et ses toxines, le sérum possède encore une action tonique sur la nutrition générale, qu'il influence par l'intermédiaire du système nerveux.

Toutes les notions que nous avons acquises sur les effets provoqués par le sérum antistreptococcique dans les processus de la tuberculose pulmonaire paraissent mettre en lumière également son action *métasynergique* sur le bacille de Koch et les autres microbes de l'infection mixte ou secondaire qui interviennent dans la pathogénie de cette affection.

En admettant cette action métasynergique nous comprendrons comment le sérum antistreptococcique influence les processus qui sont sous la dépendance du bacille de Koch, comme l'infiltration tuberculeuse, les congestions pérituberculeuses, les foyers de bronchopneumonie, soit tuberculeux, soit simples, la bronchite du sommet, les adénites et la fièvre à tous les stades de la tuberculose pulmonaire.

Le rôle de la phagocytose dans toutes ces lésions est de plus manifeste, et il faut supposer que le sérum antistreptococcique exaspère, avive momentanément les processus bronchopneumoniques pour pouvoir les rendre plus aigus et par cette médication substitutive le cicatriser plus facilement.

On pourrait trouver quelque analogie dans cette influence du sérum antistreptococcique sur le processus bronchopneumonique avec l'excitation provoquée par les eaux sulfureuses sur l'appareil glandulaire bronchique, qui semble également aboutir à une manière de décapage endothélial de la muqueuse respiratoire chroniquement enflammée (Landouzy).

Malheureusement, la lutte phagocytique, dans ces processus bronchopneumoniques de la phtisie pulmonaire chronique, laisse beaucoup de cadavres sur le champ de bataille, et il n'est pas indifférent pour un malade de garder tous ces produits toxiques; il faut qu'il en élimine une partie, qu'il en résorbe l'autre, pour pouvoir ensuite cicatriser les lésions.

Par conséquent, il faut utiliser cette médication avec beaucoup de ménagements, en choisissant seulement des cas appropriés, avec un bon état général, ou une nutrition encore suffisante.

BIBLIOGRAPHIE

R. Koch, Die Ætiologie der Tuberkulose. *Mit. a. d. Kais. Gesundheitsamte*, 1884, p. 33.

Grancher, *Maladies de l'appareil respiratoire*, 1889.

Landouzy, Rapport sur l'emploi des sérums et des toxines dans le diagnostic et le traitement de la tuberculose, *IVe Congrès*, 1898.

Ziegler, *Lehrbuch der path. Anat.*, 1892. vol. II.

Strümpell, Ueber das Lieber bei der Lungentuberkulose. *Münch. med. Woch.*, 1892.

Maragliano, Klinische Formen der Lungentuberkulose. *Berl. klin. Woch.*, 1892.

Czaplewski, *Die Untersuchung des Auswurfes auf Tuberkelbacillen*, 1891.

R. Pfeiffer, Die Mischinfektion bei der Tuberkulose. *Vortrag in dem Congress zur Bekämpfung der Tuberkulose*, 1899.

F. Vidal, Streptococcie, in *Traité de Médecine* de Brouardel et Gilbert.

Tchistowitch, Tuberkulose nach aussen durchbrochene Caverne. *Berl. klin. Woch.*, 1892.

Jakowski, Ueber die sogenannten Mischinfektionen der Phthisiker. *Centralbl. f. Bakteriol.*, 1893.

Petruschky, Tuberkulose und Septikæmie. *Deutsche med. Woch.*, 1893, n° 14.

Mosny, *Étude sur la broncho-pneumonie*, 1891.

Schabad, Mischinfektion bei Lungentuberkulose. *Zeitsch. f. klin. Mediz.*, 1897, Bd XXXIII.

Holst, *Norsk. Magas.*, 1888.

Watson-Cheyne, *The Practitioner*, avril 1883.

Babès, Sur les associations bactériennes de la tuberculose. *Congrès Paris*, 1888.

Huguenin, *Correspondenzbl. f. Schw. Aerzte*, 1894, n° 13.

Petruschky, Untersuchungen über Infektion. *Zeitsch. f. Hyg.*, 1894. Bd XVII.
P. Teissier, Infections sanguines secondaires dans la tuberculose pulmonaire chronique ulcéreuse. *C. R. XIIIe Congrès int. de Méd.* Paris, 1900.
Strauss, Tuberculose et infections secondaires. *Sem. Méd.*, 1894.
Vaquez, in thèse de MANGIN-BOCQUET, 1896.
Vedel, Thèse de Montpellier, 1895.
Leyden, *Deutsche Med. Wochensch.*, octobre 1893.
Chrestien, *Sur la fièvre des tuberculeux*. Thèse de Paris, n° 214, 1896.
Mangin-Bocquet. *De la fièvre dans la tuberculose*, 1896.
Roger, *Traité de Médecine* de CHARCOT-BOUCHARD, t. I.
Ortner, *Die Lungentuberkulose als Mischinfektion*, 1893.
Damaschino, *Leçons sur la tubercuolse*, 1891.
Spengler, Ueber Lungentuberkulose und bei ihr vorkommenden Mischinfektion. *Zeitsch. f. Hyg.*, Bd XVIII, 1894.
Orth, *Ueber Käsige pneumonie*, 1891.
Cornil et Babès, *Les Bactéries et leur rôle dans l'étiologie*, etc., 3e éd., 1890.
Koch u. Kitasato, *Zeitsch. f. Hyg.*, 1890, Bd II.
Cornet, Ueber Mischinfektion der Lungentuberkulose. *Wiener med. Woch.*, 1892, nos 19 et 20.
Queyrat. *De la Tuberculose du premier âge*, 1886.
Petruschky, *Zeitsch. f. Hyg.*, Bd XXII, 1896.
Duflocq et Ménétrier, Assoc. microb. *Arch. gén., de Méd.*, 1890.
Marfan, Maladies des bronches, dans le *Traité* de CHARCOT-BOUCHARD, 1893.
Baumler, *Deutsche med. Woch.*, 1893.
Moreau, *Mercredi médical*, août 1894.
Launois, *Bulletin méd.*, 1893.
Bandelier, Ueber die Heilwirkung des Neutuberkulins. *Zeitsch. f. Hyg.*, Bd XLIII, heft 2, 1903.
Mœller et Rapopport, Ueber die Beziehungenen der nicht tuberkulosen Erkrankungen der oberen Luftwege zur Lungentuberkulose. *Zeitsch. f. Tub. u. Heils*, Bd IV, Heft 5, 1903.
Claisse, *Infection bronchique*, 1893.
Netter, Études bactériologiques sur la broncho pneumonie. *Arch. de méd. expér.*, 1892.
Mau in LENHARTZ, *Die septischen Erkrankungen*, 1903.
Arloing et Nicolas, *C. R. du Congrès pour l'étude de la tuberculose*, 4e session. Paris, 1898.
Prudden, *New-York med. Journal*, juillet 1894.

Watteau, Thèse de Paris, 1894.
Nannotti, *La Riforma medica*, juin 1893.
Manfredi et Traversa, *Giornale internaz. scienze*, 1888, in Vasti.
Roger, Produits solubles du streptocoque, *C. R. Ac. des sciences*, sept. 1891.
Achalme, *Le streptocoque*. Thèse Paris, 1893.
Nencki, Ueber Mischculturen. *Centralbl. f. Bakt.*, 1892, Bd XI, n° 8.
Vasti, Thèse de Lyon, 1895.
Von Lingelsheim, Ætiologie u. Th. des Streptokokkeninfectionen. *Beiträge zur Therapie*, Heft 1, et in *Zeitsch. f. Hyg.*, 1891.
Klemperer, *Berlin. klin. Woch.*, August 1891.
Truchot, Thèse de Lyon, 1884.
Roger, Étude expérimentale du streptocoque. *Revue de Méd.*, 1892, XII.
— Étude sur l'immunité. *C. R. XIIe Congrès de Moscou*, 1897.
Mironoff. *Soc. de biol.*, 15 avril 1893.
— *Arch. de méd. expér.*, juillet 1893.
Charrin et Roger, *Soc. de biol.*, 23 février 1895.
O. Josué et Hermary, *Soc. de biol.*, 4 mai 1895.
Jacquot, *Soc. de biol.*, 11 mai 1895.
Gromakowsky, *Ann. de l'Inst. Pasteur*, 1895.
Marmorek, *Soc. de biol.*, 23 février et 30 mars 1895.
— Le streptocoque et le sérum antistreptococcique. *Ann. de l'Inst. Pasteur*, juillet 1895.
Lignières, *Revue de méd. vétér.*, 31 mars 1896.
Koch et Petruschky, *Zeitschr. f. Hyg.*, Bd XXIII, 3.
Petruschky, Sérum antistreptococcique. *Zeitsch. f. Hyg.*, XXIII.
Van de Velde, De la nécessité d'un sérum polyvalent. *Arch. de méd. expér.*, juillet 1897.
Méry et Lorrain, *Soc. de biol.*, 18 avril 1896, 13 février 1897.
Bordet, *Ann. de l'Inst. Pasteur*, mars 1897.
Courmont, Le sérum antistreptococcique, in *IVe Congrès français de médecine de Montpellier*, 1899.
Desse, *La sérothérapie antistreptococcique*. Thèse de Lyon, décembre 1897.
H. de Marbaix, Etude sur la virulence des streptocoques. *La Cellule*, t. VIII, 1892.
J. Denys, Résultats obtenus par le sérum antistreptococcique. *C. R. XIIe Congrès int. de médecine de Moscou*, 1897.
Menzer, Die Ætiologie des akuten Gelenkrheumatismus, in *Bibliothek v. Coler*, Bd XIII.
Menzer, Serumbehandlung bei akutem und chron. Gelenkrheum, in *Zeitschr. f. klin. Med.*, Bd XLVII, Heft 1, 2.
Menzer, Das antistreptokokkenserum und seine Anwendung beim Menschen. *Münch. med. Wochensch.*, nos 25 et 26, 1903.

Arloing, *Les Virus*, 1891.
— *Leçons sur la tuberculose*, 1892.
Tavel, Ueber die Wirkung des Antistreptokokkenserums. *Klin. ther. Wochenschr.*, n°s 28-33, 1902.
Boucheron, Streptococcie dans la tuberculose pulmonaire. Sérothérapie antistreptococcique. *C. R. IVe Congrès de la tuberculose*. Paris, 1898.
Krœnig, *Die topographische Lungenspitzenperkussion und ihre Bedeutung für die Diagnose der beginnender Tuberkulose.*
Bruno Alexander, Ueber die Krönigschen Schalfelder bei der Lungenspitzen tuberculose und über den Perkussionsschall der Wirbelsäule. *Deutsche med. Wochensch.*, n° 31, 1903.
Mœller et Kayserling, Ueber die diagnostische und therapeutische Verwendung des Tuberkulins. *Zeitschr. f. Tuberk. und Heilstaltenwesen*, Bd III, Heft 4, 1902.
Petruschky, Zur Kochschen Tuberkulin Behandlung, in *Bericht über den Kongress zur Bekämpfung der Tuberkulose*, 1899.
Brieger, Behandlung der Lungentuberkulose mit Tuberkulin, *ibidem*.
Franz, *Wiener med. Wochenschr.*, n°s 34-38, 1902.
Delepine, *Lancet*, 24 August 1901.
Vidal-Solarès, Applications du sérum de cheval dans le traitement de quelques maladies de l'enfance *C. R. XIIe Congrès de Moscou*, 1897.
Sevestre, Sur quelques injections de sérum de cheval non immunisé. *Soc. méd. des hôpitaux*, 29 mars 1895.
Bertin, *Gaz. méd. de Nantes*, n° 4, 1895.
Héricourt et Richet, Le sérum de chien dans le traitement de la tuberculose. *Arch. de méd.*, août 1892.
Lenmole, Traitement de la tuberculose. *Gazette des hôpitaux*, août 1891.
Mignon, *Étude anatomo-clinique de l'appareil respiratoire par les rayons de Rœntgen*, 1898.
J. Régnier, *Radioscopie et radiographie cliniques*, 1899.
Béclère, *Les rayons de Rœntgen et le diagnostic de la tuberculose*, 1899.
H. Claude, De l'application des rayons de Rœntgen au diagnostic de la tuberculose pulmonaire. *IVe Congrès de tuberculose*, 1898.
Ott, *Die chemische Pathologie der Tuberkulose*, 1902.
Rœpke, Zur Diagnostik der Lungentuberkulose, in *Beiträge zur Klinik der Tuberkulose*, Bd I, Heft 3, 1903.
A. Mœller, Die Behandlung Tuberkulöser, in *Geschlossenenanstalten*, 1902.
Turban. *Beiträge zur Kenntnisse einer Lungentuberkulose*, 1899.
Marmorek, Das Streptokokkengift. *Berl. klin. Wochensch.*, n° 12, 1902.

Strauss, *La tuberculose et son bacille*, 1895.
Landouzy, *Les sérothérapies*, 1898.
O. Rosenbach, *Arzt contra Bakteriologe*, 1903.
O. Hildebrand, *Tuberkulose und Scrophulose*, 1902, p. 278.
G. Cornet, *Die Tuberkulose*, 1899.
E. Klebs, *Causale Behandlung d. Tuberkulose*, 1894.
Behring, *Beiträge zur experim. Therapie*. Heft 5 *Tuberkulose*, 1902.
Weichselbaum, *Histologie pathologique*. Traduction russe de KrylOFF, 1894.
L. Deutsch et Feistmantel, *Die Impfstoffe und Sera*, 1903, p. 227-247.
Hérard, Cornil et Hanot, *La Phtisie pulmonaire*.
Moussous, *De la mort chez les phtisiques*, 1886.
Tschistowitch, Des phénomènes de phagocytose dans les poumons. *Ann. de l'Inst. Pasteur*, 1889.
Metchnikoff et Roudenko. Recherches sur l'accoutumance aux produits microbiens. *Ann. de l'Inst. Pasteur*, 1891.

TABLE DES MATIÈRES

Avant-propos 1
Chapitre I. 3
Chapitre II. 24
Chapitre III 47
Chapitre IV 131
Bibliographie. 147

22-10 (3). — Tours, Imp. E. Arrault et Cie.

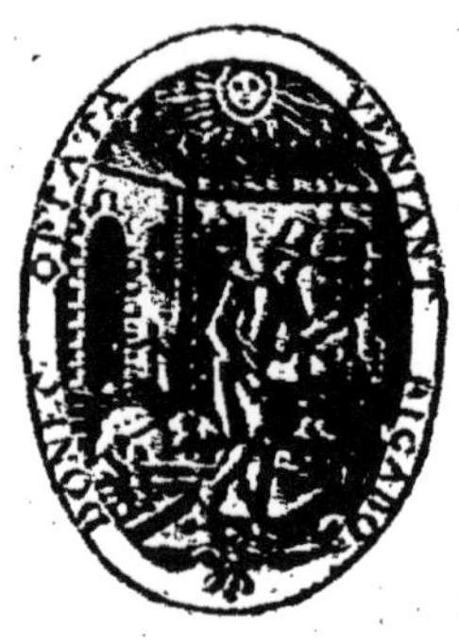

27-10-03. — Tours, Imp. E. Arrault et Cie.

www.ingramcontent.com/pod-product-compliance
Ingram Content Group UK Ltd.
Pitfield, Milton Keynes, MK11 3LW, UK
UKHW012222240726
13966UKWH00003B/908

9 782011 947376